Шриниваса Рао Яргунтла

Гастроретентивные суперпористые гидрогелевые таблетки - эзомепразол

Шриниваса Рао Яргунтла

Гасторетентивные суперпористые гидрогелевые таблетки - эзомепразол

Подготовка и оценка

ScienciaScripts

Imprint

Any brand names and product names mentioned in this book are subject to trademark, brand or patent protection and are trademarks or registered trademarks of their respective holders. The use of brand names, product names, common names, trade names, product descriptions etc. even without a particular marking in this work is in no way to be construed to mean that such names may be regarded as unrestricted in respect of trademark and brand protection legislation and could thus be used by anyone.

Cover image: www.ingimage.com

This book is a translation from the original published under ISBN 978-620-6-78994-9.

Publisher:
Sciencia Scripts
is a trademark of
Dodo Books Indian Ocean Ltd. and OmniScriptum S.R.L publishing group

120 High Road, East Finchley, London, N2 9ED, United Kingdom
Str. Armeneasca 28/1, office 1, Chisinau MD-2012, Republic of Moldova, Europe
Printed at: see last page
ISBN: 978-620-7-23707-4

Copyright © Шриниваса Рао Яргунтла
Copyright © 2024 Dodo Books Indian Ocean Ltd. and OmniScriptum S.R.L publishing group

Содержание

- Глава 1 2
- Глава-2 27
- Глава-3 32
- Глава-4 39
- Глава-5 49
- ЗАКЛЮЧЕНИЕ 59
- РЕЗЮМЕ 60
- Ссылки 61

Глава-1

ВВЕДЕНИЕ

Системы доставки лекарств становятся все более сложными, поскольку ученые-фармацевты все лучше понимают физико-химические и биологические параметры, влияющие на их эффективность. Несмотря на огромные преимущества в доставке лекарств, пероральный путь остается наиболее предпочтительным для введения терапевтических агентов, поскольку низкая стоимость терапии и простота введения приводят к высокому уровню соблюдения пациентом правил. С другой стороны, этот высокопроизводительный процесс скрининга мало что сделал для решения проблемы низкой биодоступности перорально вводимых лекарственных кандидатов.

За последние два десятилетия было разработано множество систем пероральной доставки, которые выступают в качестве резервуаров для лекарств, из которых активное вещество может высвобождаться в течение определенного периода времени с заранее установленной и контролируемой скоростью.

Пероральная система доставки лекарств (ПДС) уже несколько десятилетий является наиболее распространенным способом введения лекарств среди всех путей, которые были исследованы для системной доставки лекарств с помощью различных фармацевтических препаратов в различных лекарственных формах. Более 50 % систем доставки лекарств, представленных на рынке, являются пероральными СДД.

❖ Идеальные системы доставки лекарств, обладающие двумя основными свойствами:
(a) Это должна быть разовая доза на весь период лечения.
(b) Он должен доставлять активный препарат непосредственно в место действия.

Такие идеальные системы трудно спроектировать. Ученые пытаются разработать системы, которые могут быть максимально приближены к идеальным. Попытки разработать терапию одной дозой на весь период лечения привлекли внимание к DDS с контролируемым или устойчивым высвобождением.

1.1. Новые системы доставки лекарств:

Исторически сложилось так, что пероральный прием лекарств был преобладающим способом их доставки благодаря простоте приема, удобству для пациента и гибкости рецептур. Однако сегодня общепризнанным фактом является то, что всасывание лекарств в ЖКТ происходит неравномерно. Используя применяемые в настоящее время технологии высвобождения, можно в течение 12 часов доставлять препараты, которые равномерно всасываются из ЖКТ. Тем не менее, этот подход не подходит для целого ряда важных препаратов, характеризующихся узким окном абсорбции в верхней части ЖКТ, т.е. в желудке и тонкой кишке.

1.2. ЛЕКАРСТВЕННЫЕ ФОРМЫ С ДЛИТЕЛЬНЫМ ВЫСВОБОЖДЕНИЕМ: [15]

Основная цель, которую ставят перед собой разработчики устойчивой или контролируемой доставки, - это :
- Уменьшите частоту дозирования.
- Повышение эффективности препарата за счет локализации в месте действия.
- Снижение необходимой дозы.
- Обеспечивает равномерную доставку лекарств.

Устойчивое высвобождение, устойчивое действие, пролонгированное действие, контролируемое высвобождение (высвобождение препарата с кинетикой нулевого порядка) и хранимые лекарственные формы - термины, используемые для обозначения систем доставки лекарств, которые предназначены для достижения длительного терапевтического эффекта путем непрерывного высвобождения лекарственного средства в течение длительного периода времени после введения одной дозы.

1.2.1. ПРЕИМУЩЕСТВА ПРОДУКТОВ С ДЛИТЕЛЬНЫМ ВЫСВОБОЖДЕНИЕМ:

1. Снижение местных и системных побочных эффектов:
Уменьшает раздражение желудочно-кишечного тракта.
2. Более эффективное использование лекарств:
Минимальное накопление препарата при хроническом приеме.
3. Повышение эффективности лечения:
- Более равномерная концентрация крови.
- Уменьшение колебаний уровня препарата и, следовательно, более равномерный фармакологический ответ.
4. Улучшение соблюдения пациентом режима:
- Менее частое дозирование.
- Снижение дозировки в ночное время.
5. Экономика:
Хотя первоначальная стоимость единицы продукции с устойчивым высвобождением обычно выше, чем у обычной лекарственной формы, из-за особой природы этих продуктов, средняя стоимость лечения в течение длительного периода времени может быть меньше.

1.2.2. НЕДОСТАТКИ:

1. Сброс дозы:
Сброс дозы может произойти при использовании некачественных препаратов.
2. Необходимость дополнительного обучения пациентов:
Пациенту может потребоваться дополнительная информация о правильном применении препаратов с устойчивым высвобождением, например, "Не измельчайте и не разжевывайте дозировочную единицу. Остатки таблетки могут появиться в стуле". В некоторых случаях пациенты должны начать прием препарата с немедленным высвобождением, а затем перейти на препараты с устойчивым высвобождением.
3. Возможное снижение системной доступности:Снижение системной доступности было показано для некоторых препаратов теофиллина, прокаинамида и витаминных комбинаций с длительным высвобождением.

1.3. ЖЕЛУДОЧНО-РЕТЕНЦИОННЫЕ ЛЕКАРСТВЕННЫЕ ФОРМЫ (ЖРФ):[611]

В первую очередь это системы доставки лекарств с контролируемым высвобождением, которые удерживаются в желудке в течение длительного времени, что способствует всасыванию препарата в течение заданного времени. Устройства для доставки лекарств в желудок могут быть полезны для пространственной и временной доставки многих лекарств.

Время опорожнения желудка в основном зависит от конструкции лекарственной формы и физиологического состояния субъекта и составляет от нескольких минут до 12 часов. Среднее время опорожнения желудка у человека составляет 2-3 часа через основные зоны всасывания (желудок и верхняя часть кишечника), что приводит к неполному высвобождению препарата из ДДС и снижению эффективности введенной дозы. Поэтому для препаратов, имеющих проблемы со стабильностью, GRDF играет важную роль.

Эти соображения привели к разработке пероральных лекарственных форм с контролируемым высвобождением, обладающих способностью задерживаться в желудке.

GRDF также значительно улучшит фармакотерапию желудка за счет локального высвобождения лекарств, приводящего к высоким концентрациям лекарств в слизистой оболочке желудка, которые сохраняются в течение длительного периода времени.

GRDF будут использоваться в качестве носителей для лекарств с так называемыми окнами абсорбции: эти вещества всасываются только из очень специфических участков слизистой оболочки желудочно-кишечного тракта, часто в проксимальном отделе тонкой кишки. Необходимость в гастроудержании возникает по двум причинам, а именно.

1. Для повышения биодоступности таких препаратов, как циклоспорин, ципрофлоксацин, ранитидин, метопролол тартрат, цефуроксим аксетил и т.д., которые в основном всасываются из верхней части ЖКТ или разрушаются в щелочном pH.
2. Для местного действия при патологиях желудка.

2.4. Анатомия и физиология желудка:

>   ) **Анатомия**

Желудок - это j-образный орган, расположенный в левой верхней части живота сразу за диафрагмой. Он занимает часть эпигастральной и левой ипохондрической области. Основная функция желудка - временное хранение пищи, ее измельчение и медленный выброс в двенадцатиперстную кишку. Из-за небольшой площади желудка всасывание происходит очень слабо.

Желудок состоит из четырех основных отделов: [1420]

1. Cardia
2. Фундус
3. Тело
4. Pylorus

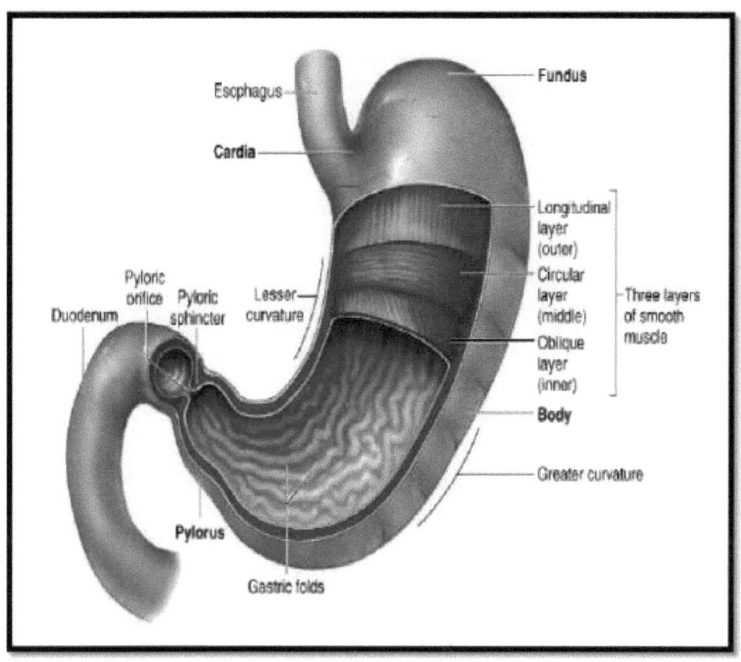

Рисунок № 1: Анатомия желудка

Основная функция дна и тела - хранение, в то время как функция кардии - смешивание или измельчение. Фундус регулирует увеличение объема желудка во время еды путем расслабления мышечных волокон фундуса. Дно также оказывает постоянное давление на желудочное содержимое, продвигая его к дистальному отделу, чтобы оно прошло через пилорический сфинктер в тонкую кишку.

>) Физиология:

На биодоступность препарата из лекарственной формы влияют различные факторы, такие как способность к абсорбции, пресистемный клиренс, моторика желудка, время прохождения через желудочно-кишечный тракт и время опорожнения желудочно-кишечного тракта.

1.4.1. Способность к впитыванию:

Способность различных сегментов желудочно-кишечного тракта к всасыванию отличается друг от друга. То есть большая часть всасывания происходит в тонком кишечнике и меньшая - в толстом и желудке. Если препараты не всасываются в равной степени в толстом и тонком кишечнике, продолжительность действия большинства лекарств составит 3-8 часов. Это будет основным ограничивающим фактором для систем доставки лекарств с длительным и контролируемым высвобождением.

1.4.2. Пресистемный клиренс:

Даже если препараты одинаково хорошо всасываются на протяжении всего желудочно-кишечного тракта, биодоступность значительно снижается за счет сайт-специфических изменений пресистемного клиренса. Деградация препарата также осуществляется путем гидролиза в желудке, ферментативного переваривания, метаболизма в щеточной кайме стенки кишечника и под действием микроорганизмов. Такая деградация может привести к большим колебаниям концентрации препарата в плазме крови и плохому всасыванию препарата в системную циркуляцию.

1.4.3. Моторика желудка:

Опорожнение желудка происходит во время голодания. Во время голодания происходит межжелудочная серия электрических событий, которая проходит через желудок и кишечник за 2-3 часа. Это называется межжелудочным миоэлектрическим циклом или мигрирующим миоэлектрическим циклом (ММС), который далее делится на 4 фазы, как описано Уилсоном и Вашингтоном.[14]

1. Фаза I (базальная фаза) длится от 30 до 60 минут с редкими схватками.
2. Фаза II (фаза предразрыва) длится от 20 до 40 минут с прерывистыми потенциалами действия и сокращениями. По мере развития фазы интенсивность и частота также постепенно увеличиваются.
3. Фаза III (фаза разрыва) длится от 10 до 20 минут. Она включает в себя интенсивные и регулярные сокращения в течение короткого периода времени. Именно благодаря этой волне весь непереваренный материал выводится из желудка в тонкую кишку. Она также известна как волна экономки.
4. Фаза IV длится от 0 до 5 минут и наступает между фазами III и I двух последовательных циклов.

После приема смешанной пищи характер сокращений меняется с голодного на сытый. Этот паттерн также известен как паттерн пищеварительной моторики и включает в себя непрерывные сокращения во II фазе состояния голодания. Эти сокращения приводят к уменьшению размера частиц пищи (до менее чем 1 мм), которые продвигаются к пилорусу в виде суспензии. В сытом состоянии наступление ГМК задерживается, что приводит к замедлению скорости опорожнения желудка. Сцинтиграфические исследования скорости опорожнения желудка показали, что перорально принимаемые лекарственные формы с контролируемым высвобождением подвержены в основном двум осложнениям - короткому времени пребывания в желудке и непредсказуемой скорости опорожнения желудка.

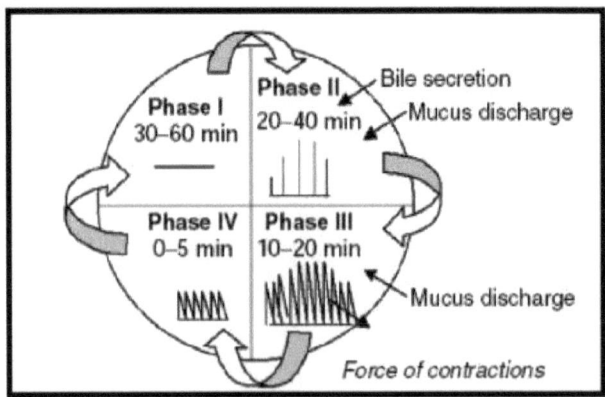

Рисунок 2: Мигрирующий миоэлектрический цикл

1.4.4. Время прохождения через желудочно-кишечный тракт:[21]

Пищевое содержимое остается в каждом сегменте желудочно-кишечного тракта в течение разного времени. Время пребывания жидкой и твердой пищи в каждом сегменте желудочно-кишечного тракта указано в парке.

Таблица : 1. Время прохождения пищи в каждом сегменте желудочно-кишечного тракта

Сегмент	Жидкость	Твердый
Живот	10-30 мин	1-3 часа
Двенадцатиперстная кишка	<60 сек	<60 сек
Тощая и подвздошная кишки	3 часа 1,5 часа	4 часа ± 1,5 часа
Толстая кишка	-	20-50 часов

Поскольку большинство лекарств всасывается из верхнего отдела кишечника, общее время эффективного всасывания препарата составляет 3-8 часов. Таким образом, большинство препаратов необходимо принимать 3-6 раз в день.

>) **Критерии отбора кандидата на получение ГРДФ:** '[2225]

Желудочно-ретенционные системы доставки лекарств подходят для следующих видов лекарственной терапии:

> Абсорбция из верхних отделов ЖКТ: препараты имеют определенное место для максимальной абсорбции, например, ципрофлоксацин, максимальная абсорбция которого происходит только в желудке. Всасывание метформина гидрохлорида подтверждается только в тонком кишечнике, и обычные лекарственные формы с устойчивым высвобождением могут быть малодоступными, поскольку всасывание уменьшается, когда лекарственная форма попадает в толстый кишечник.

> Препараты с низким уровнем p^{Ka}, которые остаются в желудке для лучшего всасывания.

> Препараты с пониженной растворимостью при повышенном pH, например, каптоприл и хлордиазепоксид, а также биодоступность препаратов, разрушающихся при щелочном pH, могут быть увеличены при создании гастрорезистентных лекарственных форм. Например, доксифлуридин, который разлагается в тонком кишечнике.

> Местное действие, как это наблюдается при лечении H.pylori амоксициллином и мизопросталом при язвах.

> Для минимизации раздражения желудка, которое может быть вызвано резким повышением концентрации препарата в желудке, например, при НС СПИД.

> Повышают эффективность отдельных лекарств, например, антибиотики в толстой кишке нарушают микрофлору, вызывая избыточный рост микроорганизмов, таких как Clostridium difficile, вызывающих колит.

2.5. Факторы, влияющие на задержку в желудке:[26]

Были предприняты различные попытки удержать лекарственную форму в желудке, чтобы увеличить время удержания. Эти попытки включают использование плавающих лекарственных форм (газогенерирующих систем и набухающих или расширяющихся систем), мукоадгезивных систем, систем высокой плотности, систем модифицированной формы, устройств для задержки опорожнения желудка и совместное назначение препаратов, задерживающих опорожнение желудка.

Большинство из этих подходов зависят от ряда факторов, которые влияют на биодоступность и эффективность гастроинтенсивной системы **a) Питание или отсутствие питания**

Время пребывания пероральной лекарственной формы в желудке зависит от нескольких факторов. pH желудка в состоянии голодания составляет ~1,5-2,0, а в состоянии кормления - 2,0-6,0. Большой объем воды, принятый вместе с пероральной лекарственной формой, повышает pH содержимого желудка до 6,0-9,0. Желудок не успевает выработать достаточное количество кислоты, когда жидкость опорожняет желудок, поэтому, как правило, основные препараты имеют больше шансов раствориться в сытом состоянии, чем в состоянии голодания.

b) Вязкость, объем и калорийность

Скорость опорожнения желудка в основном зависит от вязкости, объема и калорийности пищи. Питательная плотность пищи помогает определить время опорожнения желудка. При этом не имеет значения, сколько белков, жиров или углеводов содержится в пище, если калорийность ее одинакова. Однако повышение кислотности и калорийности замедляет время опорожнения желудка.

Объем желудка в состоянии покоя составляет от 25 до 50 мл. Объем принимаемых жидкостей влияет на время опорожнения желудка. При большом объеме опорожнение происходит быстрее. Жидкости, принятые при температуре тела, покидают желудок во время фазы пищеварения, в то время как таблетки большого размера опорожняются во время волны поддержания жизнедеятельности.

С помощью радиомеченого метода было продемонстрировано, что существует разница между временем опорожнения желудка от жидкости, перевариваемого твердого вещества и неперевариваемого твердого вещества. Было высказано предположение, что опорожнение желудка от крупных (>1 мм) неперевариваемых объектов зависит от межжелудочного мигрирующего миоэлектрического комплекса.

Когда в желудке присутствуют жидкость и перевариваемые твердые вещества, желудок сокращается ~3-4 раза в минуту, что приводит к перемещению содержимого через частично открытый пилорус. Неперевариваемые твердые вещества, размер которых превышает размер пилорического отверстия, отводятся назад, и происходит несколько фаз миоэлектрической активности, когда пилорическое отверстие увеличивается в размере во время волны поддержания и позволяет выметать неперевариваемые твердые вещества. Исследования показали, что время пребывания в желудке (ВРЖ) может быть значительно увеличено в условиях кормления, так как миграционный моторный комплекс (ММС) задерживается.

c) Частота подачи

При последовательном приеме пищи GRT может увеличиться более чем на 400 минут по сравнению с однократным приемом пищи из-за низкой частоты ГМК.

d) Пол и возраст

Биологические факторы, такие как возраст, индекс массы тела (ИМТ), пол, осанка и состояние здоровья (диабет, болезнь Хрона), также влияют на скорость опорожнения желудка. У пожилых людей опорожнение желудка замедляется. Как правило, у женщин скорость опорожнения желудка медленнее, чем у мужчин. Стресс увеличивает скорость опорожнения желудка, а депрессия замедляет ее.

e) Одиночная или многократная рецептура

Несколько параметров рецептуры могут влиять на время пребывания в желудке. Более надежные схемы опорожнения желудка наблюдаются для многокомпонентных составов по сравнению с однокомпонентными составами, которые страдают от концепции "все или ничего". Поскольку частицы многокомпонентных систем свободно распределяются по желудочно-кишечному тракту, их транспортировка в меньшей степени зависит от времени прохождения пищи по сравнению с однокомпонентными составами.

f) **Размер и форма**

Размер и форма дозировочного устройства также влияют на опорожнение желудка. Устройства в форме тетраэдра и кольца имеют лучшее время пребывания в желудке по сравнению с другими формами. Диаметр дозировочной единицы также не менее важен как параметр рецептуры. Дозированные формы диаметром более 7,5 мм имеют лучшее время пребывания в желудке по сравнению с формами диаметром 9,9 мм.

Влияние размера плавающих и неплавающих лекарственных форм на опорожнение желудка и вывод, что плавающие единицы остаются плавучими в желудочной жидкости. Они, скорее всего, будут выведены перистальтическими волнами.

g) **Плотность**

Плотность лекарственной формы также влияет на скорость опорожнения желудка. Плавучая лекарственная форма, плотность которой меньше плотности желудочной жидкости, плавает. Поскольку она находится вдали от пилорического сфинктера, лекарственная единица удерживается в желудке в течение длительного времени.

Влияние плавучести, позы и характера приема пищи на процесс опорожнения желудка in vivo с помощью гамма-сцинтиграфии Для проведения этих исследований были разработаны плавающие и неплавающие капсулы 3 разных размеров диаметром 4,8 мм (малые), 7,5 мм (средние) и 9,9 мм (большие). При сравнении плавающих и неплавающих дозировочных единиц был сделан вывод, что независимо от размера плавающие дозировочные единицы остаются плавучими на желудочном содержимом в течение всего времени пребывания в желудочно-кишечном тракте, в то время как неплавающие дозировочные единицы тонут и остаются в нижней части желудка. Плавающие единицы, расположенные вдали от гастро-дуоденального соединения, были защищены от перистальтических волн во время фазы пищеварения, в то время как неплавающие формы оставались вблизи пилоруса и подвергались воздействию проталкивающих и ретропроталкивающих волн фазы пищеварения. Также было замечено, что среди плавающих и неплавающих форм плавающие формы имели большее время пребывания в желудке для малых и средних форм, в то время как между двумя типами больших форм не наблюдалось существенной разницы.

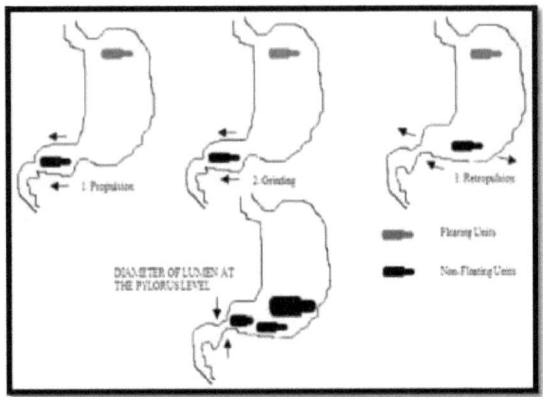

Рисунок: Позиции внутрижелудочного размещения плавающих и неплавающих устройств

1.6. **Подходы к лечению задержки желудочного содержимого:** [2734]

Для увеличения GRT лекарственной формы в желудке использовались различные подходы. К ним относятся:

a) **Плавающие системы:**

Плавающие системы доставки лекарств (FDDS) - это системы, объемная плотность которых меньше, чем у желудочной жидкости, поэтому они остаются плавучими в желудке, не подвергаясь влиянию скорости опорожнения желудка в течение длительного периода времени. Пока система плавает в желудочном содержимом, лекарство медленно высвобождается из нее с необходимой скоростью. После высвобождения препарата остатки системы медленно удаляются из желудка.

Это приводит к увеличению ГРТ и лучшему контролю колебаний концентрации препарата в плазме. Плавающие системы можно разделить на две различные категории: шипучие и нешипучие.

b) **Био/муко адгезивные системы:**

Био/муко адгезивные системы - это системы, которые связываются с поверхностью желудочного эпителия или муцином и служат потенциальным средством для продления срока действия систем доставки лекарств (СДД) в желудке.

Адгезивные свойства муцина на поверхности эпителия были хорошо изучены и применены при разработке ГРСД на основе био-/мукоадгезивных полимеров. Способность обеспечить адгезию лекарственного средства (или системы доставки) к стенке ЖКТ обеспечивает более длительное время пребывания в конкретном органе, что позволяет добиться лучшего эффекта в плане местного действия или системного воздействия.

c) **Набухающие и расширяющиеся системы:**

Это лекарственные формы, которые после проглатывания разбухают до такой степени, что препятствуют их выходу из пилоруса, в результате чего лекарственная форма дольше удерживается в желудке. Эти системы могут быть названы "системами типа пробки", поскольку они проявляют тенденцию оставаться запертыми в пилорическом сфинктере, если их диаметр в расширенном состоянии превышает примерно 12-18 мм. Такие полимерные матрицы остаются в желудочной полости в течение нескольких часов даже в сытом состоянии.

Баланс между степенью и продолжительностью набухания определяется степенью сшивки между полимерными цепями. Высокая степень сшивки замедляет набухание и сохраняет физическую целостность в течение длительного времени.

d) Системы высокой плотности:

Такие системы с плотностью около 3 г/см^3 удерживаются в желудке и способны выдерживать его перистальтические движения. Плотность 2,6-2,8 г/см^3 выступает в качестве порогового значения, после которого системы могут удерживаться в нижней части желудка. К препаратам с высокой плотностью относятся гранулы с покрытием. Для покрытия используются тяжелые инертные материалы, такие как сульфат бария, оксид цинка, диоксид титана и железный порошок.

e) Ионообменные смолы:

Было показано, что покрытые ионообменной смолой бусины, загруженные бикарбонатами, обладают желудочными свойствами. Ионообменные смолы загружены бикарбонатом, а отрицательно заряженный препарат связан с ним, чтобы преодолеть быструю потерю углекислого газа. При попадании в кислую среду желудка происходит обмен хлоридов и они задерживаются в мембране, тем самым увлекая бусины к верху желудочного содержимого и создавая плавающий слой смоляных бусин в отличие от непокрытых бусин, которые быстро тонут.

f) Осмотическая регулируемая система:

Он состоит из устройства для доставки лекарств под осмотическим давлением и надувной плавающей опоры в биосъедаемой капсуле. В желудке капсула быстро распадается, высвобождая внутрижелудочное устройство доставки лекарств с осмотическим контролем. Надувная опора внутри образует деформируемый полый полимерный мешок, содержащий жидкость, которая газифицируется при температуре тела, чтобы надуть мешок. Осмотически контролируемое устройство доставки лекарств состоит из двух компонентов: резервуара для ^уг и осмотически активного отделения.

1.7. Гидрогель:

Гидрогели широко используются в разработке интеллектуальных систем доставки лекарств. В 1960 году Вихтерле и Лим открыли гидрогель из поли (2 гидроксиэтилметакрилата). С тех пор и по сей день гидрогели представляют большой интерес для ученых-биомедиков и широко используются в разработке систем доставки лекарств. Гидрогели представляют собой сшитые гидрофильные полимеры с сетевой структурой, состоящей из кислых, основных или нейфральных мономеров, которые способны поглощать большое количество воды и нерастворимы в воде. Благодаря высокому сродству к воде и биосовместимости, внимание привлекают гидрогели на основе поли(акриловой кислоты) и ее производных, хитозана, альгината и коллагена. На рынке представлены два типа гидрогелей - физические и химические. Физические гидрогели не являются однородными, поскольку при однородности создается кластер молекулярной запутанности и ионно связанных доменов. Свободные концы цепей или петли цепей представляют собой переходные дефекты сети в физических гелях. Физические гидрогели, образующиеся при соединении полиэлектролита с многовалентным ионом противоположного заряда, известны как "ионофропные" гидрогели, например гидрогели альгината кальция. В некоторых случаях полиэлектролиты разных зарядов смешиваются, и образуется гель из полиионов или сложных коацерватов. На эти взаимодействия влияет изменение ионной силы, pH и температуры, применение sfress или добавление растворителя, который конкурирует с полимерными лигандами за аффинный участок на белке. Химические гидрогели могут образовываться путем сшивания водорастворимых полимеров или преобразования гидрофобных полимеров в гидрофильные полимеры плюс сшивание с образованием сети. Гидрогели, когда ковалентно сшитые сети называются "постоянными" или "химическими" гелями. Химические гидрогели также могут быть получены в результате сшивания водорастворимых полимеров или преобразования гидрофобных полимеров в гидрофильные полимеры со сшивкой с образованием сети. Химические гидрогели также не являются однородными. Они обычно содержат области с низкой степенью набухания воды и высокой плотностью сшивок, называемые "кластерами", которые рассеяны внутри областей с высокой степенью набухания и низкой плотностью сшивок.

1.7.1. Изменение свойств гидрогеля под влиянием структуры гидрогеля и состава жидкости

Набухаемость ф	Скорость набухания?	Влажная прочность ф
Структура гидрогеля: очень гидрофильные полимеры, ионные полимеры, содержащие моновалентные ионы, более низкая плотность сшивки, гидрофильные сшиватели	Структура гидрогеля: более гидрофильная, более высокая плотность сшивок, большая пористость, открытые поры, взаимосвязанные поры.	Структура гидрогеля: высокая плотность сшивок (существует оптимальная плотность сшивок, при которой режим разрушения гидрогеля меняется с вязко на хрупкий), низкая пористость, большая гидрофобность.
Состав жидкости: больше растворителя, меньше солей, низкая ионная прочность, меньшее количество ди- и тривалентных катионов.	Жидкий состав: Наличие усилителей проницаемости для более гидрофобных гидрогелей, больше растворителя.	Состав жидкости: больше нерастворителя, больше солей.

1.8. СУПЕРПОРИСТЫЙ ГИДРОГЕЛЬ (SPH): [3542]

Суперпористый гидрогель (СПГ) представляет собой трехмерную сеть из гидрофильного полимера, поглощающего большое количество воды за очень короткий промежуток времени благодаря наличию взаимосвязанных микроскопических пор. При использовании в качестве носителей лекарств эти сильно набухшие гидрогели остаются в желудке в течение длительного времени, высвобождая почти все загруженные лекарства, поскольку их объем слишком велик для транспортировки через пилорус, а их огромная масса препятствует их переносу в следующий орган через узкий пилорус. Это уникальное свойство набухания позволяет использовать их в качестве желудочных удерживающих носителей, обеспечивающих устойчивое высвобождение при длительном нахождении в желудке. Для использования в качестве эффективного желудочного удерживающего устройства гидрогели должны обладать не только быстрым набуханием, но и следующими свойствами: биосовместимостью, биоразлагаемостью, высокой способностью к набуханию, высокой механической прочностью и стабильностью в кислой среде.

Хитозан, природный полисахарид, является биосовместимым, биоразлагаемым и нетоксичным материалом. Поскольку хитозан имеет большое количество аминных групп в полимерной цепи, он растворяется в кислом растворе и образует гель с диальдегидами, такими как глутаральдегид и глиоксаль. Таким образом, в растворе с низким pH гидрогели хитозана набухают из-за наличия положительных зарядов в сети. Поливиниловый спирт (ПВС) - хорошо известный гидрофильный, биосовместимый и коммерчески доступный полимер.

Многие ^уги, которые имеют новое окно абсорбции, т.е. в основном всасываются из проксимального отдела тонкой кишки, биодоступность этих ^угов будет увеличена за счет удержания газа. Для препаратов, которые быстро всасываются из желудочно-кишечного тракта (ЖКТ), следует обеспечить медленное высвобождение из желудка для повышения биодоступности. Устройства для удержания в желудке могут также использоваться для тех препаратов, которые плохо растворяются при щелочном pH, или препаратов, которые деградируют в толстой кишке (например, метопролол). Ряд важных свойств SPH, таких как быстрая набухаемость, большой коэффициент набухания и скользкость поверхности, делают их отличным кандидатом для разработки устройств для удержания в желудке. Слабые механические свойства полностью набухших СПГ ограничивают их практическое применение, что может быть преодолено путем создания композитов из СПГ.

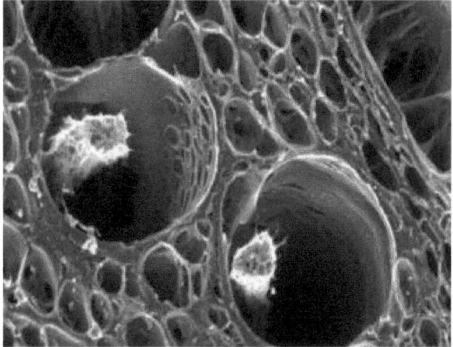

Рис:1.2. Образование пор в суперпористом гидрогеле

1.8.1. ПРИНЦИП ДЕЙСТВИЯ И ТРЕБОВАНИЯ К ЖЕЛУДОЧНОМУ УДЕРЖАНИЮ СУПЕРПОРИСТЫХ ГИДРОГЕЛЕЙ

1.8.1.1. Принцип удержания в желудке сверхпористых гидрогелей:
Удержание суперпористых гидрогелей в желудке основано на их свойстве быстрого набухания. Идея этого подхода описана на рис. 1.8.1.1. Суперпористый гидрогель помещается в капсулу, так что его первоначальный объем невелик, и его легко проглотить (рис. 8.1.1.1 A). После перорального приема он быстро разбухает в желудочной жидкости до больших размеров, что препятствует его опорожнению в кишечник. Когда желудочное сокращение достигает гидрогеля, ткани желудка скользят по нему (рис. 8.1.1B-D), так как он эластичный и скользкий. Когда лекарство высвобождается из этой лекарственной формы, оно медленно подвергается деградации в желудке под действием механической силы или химического/ферментативного гидролиза полимерных цепей, составляющих гидрогель (рис. 8.1.1E). В конце концов, деградированная суперпористая гидрогелевая лекарственная форма выводится из желудка (рис.8.1.1F). Последовательность, представленная на рис. 2, основана на исследованиях, проведенных на животных по удержанию гидрогелей в желудке.

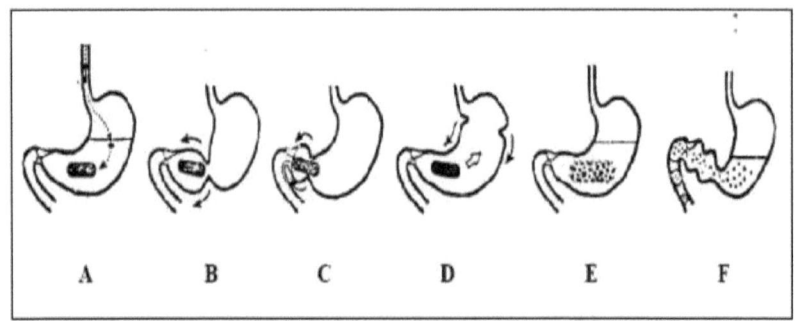

Рисунок 1.8.1.1. Схематическое изображение удержания в желудке и последующего опорожнения суперпористого гидрогеля.

1.8.1.2. Требования к желудочному удержанию сверхпористых гидрогелей для доставки лекарств:

Практически для использования в пероральной доставке лекарств суперпористые гидрогели должны обладать следующими свойствами. Размер должен быть достаточно мал для легкого проглатывания. Для упаковки лекарственной формы суперпористого гидрогеля используются твердые желатиновые капсулы размером 000. Размер набухшего геля должен быть достаточно большим, чтобы его можно было удержать в желудке. Диаметр пилорического сфинктера составляет около 2 см, и в нормальных условиях у человека он остается закрытым. Однако он может растягиваться и пропускать предмет размером более 2 см. Разбухший гель должен быть достаточно прочным, чтобы выдержать перистальтическое сокращение. Максимальное давление сокращения желудка у человека составляет около 50-70 см вод. ст. Однако эта цифра отражает только давление прямого сжатия. В желудке также присутствуют силы истирания и сдвига. Следовательно, чтобы сохранить суперпористый гидрогель в качестве целостной лекарственной формы, он должен выдерживать гораздо большее давление, чем 50-70 см вод. ст. Чтобы быть применимой в качестве средства доставки лекарств, суперпористая гидрогелевая лекарственная форма должна выводиться из желудка после высвобождения лекарств. Этого можно добиться либо путем механической деградации, чтобы разбить лекарственную форму на мелкие кусочки, либо путем химической или ферментативной деградации за счет включения биоразлагаемых сшивателей, например глицидилакрилата - модифицированного альбумина.

1.8.2. КЛАССИФИКАЦИЯ СУПЕРПОРИСТЫХ ГИДРОГЕЛЕЙ:

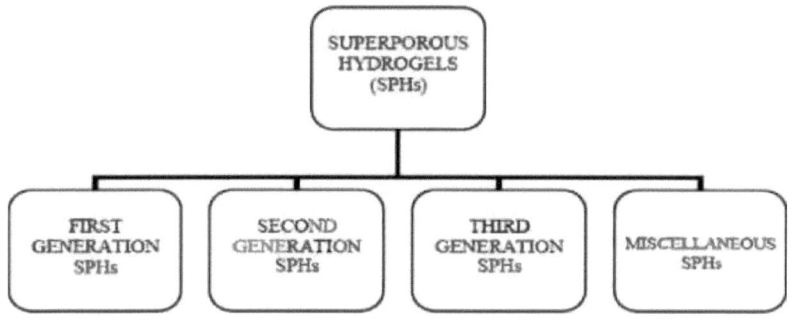

a) SPH первого поколения (Conventional SPHs или CSPHs):
Традиционные СПХ Наиболее часто используемыми мономерами для синтеза СПХ первого поколения являются высокогидрофильный акриламид, соли акриловой кислоты и сульфопропилакрилат. Высушенные СПХ твердые и хрупкие, но гидрофильная природа полимера приводит к индуцированной влагой пластификации жестких структур в мягкие и гибкие. Высушенные SPH быстро разбухают до больших размеров, превышающих в несколько сотен раз их собственный объем в высушенном состоянии. Из-за чрезвычайно малой доли полимера в набухшем состоянии набухшие СПХ иногда трудно обрабатывать без разрыва. Когда SPH высушивают, пористая структура сворачивается или сжимается из-за поверхностного натяжения воды, стягивающей полимерные цепи вместе в процессе сушки. Чтобы избежать этой проблемы, воду внутри SPH заменяют спиртом (например, этанолом). Низкое поверхностное натяжение спирта предотвращает разрушение пористой структуры во время сушки. CSPH хрупки при изгибе или растяжении. Их структуры легко разрушаются даже при очень низком давлении. Отсутствие желаемых механических свойств у традиционных СПХ послужило толчком к разработке СПХ-композитов второго поколения.

b) СПГ второго поколения (Superporous Hydrogel Composite или SPHCs):
Композиты SPH Композит - это матрица, состоящая из непрерывной фазы, внутри которой находится дисперсная фаза. Композитные структуры обычно создаются для достижения определенных свойств, которые не могут быть достигнуты каждой матрицей в отдельности. Для создания композитов SPH используется набухающая добавка или композитный агент. Композиционный агент, используемый в композитах SPH, представляет собой сшитый водопоглощающий гидрофильный полимер, способный поглощать раствор мономера, сшивателя, инициатора и остальных компонентов синтеза SPH. При полимеризации композиционный агент служит локальной точкой физического сшивания (или запутывания) образующихся полимерных цепей. В процессе полимеризации каждая частица композитного агента действует как изолированный индивидуальный реактор, в котором происходит сшивающая полимеризация. По мере протекания сшивающей полимеризации во всем растворе отдельные набухшие частицы композитного агента соединяются друг с другом посредством соединяющих их полимерных цепей. Присутствие композитного агента в композитах SPH приводит к улучшению механических свойств по сравнению с

обычными (т.е. первого поколения) SPH, однако композиты SPH по-прежнему хрупкие и при приложении нагрузки разрушаются на части. Такая модификация обычных SPH напоминает модификацию суперабсорбирующих полимеров путем поверхностного сшивания. В целом, такой тип модификации приводит к образованию полимерной сети с более высоким модулем упругости в набухшем состоянии, которая подвержена разрушению по механизму хрупкого разрушения. В течение многих лет это второе поколение SPHs являлось одним из наиболее эффективных инструментов для пероральной и кишечной доставки лекарств.

c) SPHs третьего поколения (Superporous Hydrogel Hybrids или SPHHs):

Гибриды SPH для синтеза SPH с очень высокими механическими или эластичными свойствами, третье поколение SPH было разработано на основе гибридов SPH. В отличие от композитов SPH, в которые добавляется предварительно сшитая мафриксно-набухающая добавка, гибриды SPH получают путем добавления гибридного агента, который может быть сшит после формирования SPH. Гибридный агент представляет собой водорастворимый или диспергируемый в воде полимер, который может образовывать сшитую структуру (подобно формированию целостной сети) путем химического или физического сшивания. Примерами гибридных агентов являются полисахариды, включая альгинат натрия, пектин, хитозан или синтетические водорастворимые гидрофильные полимеры, такие как поли(виниловый спирт). После образования второй сети вся система становится похожей на целостные полимерные сети. Примером гибридов SPH является синтез SPH на основе акриламида в присутствии альгината натрия с последующим сшиванием альгинатных цепей ионами кальция. Одним из уникальных свойств гибридов SPH является высокая эластичность гелей в набухшем состоянии. По сравнению с обычными SPH и SPH-композитами, SPH-гибриды не так легко разрушаются при растяжении.

d) Разные SPH:

Для создания СПХ с механическими свойствами, идентичными СПХК, применялись различные подходы, включая подкисление (с помощью HCl), пропитку (с помощью диаллилдиметилхлорида аммония или катионного полиэтиленимина или катионной смолы полиамидоаминоэпихлоргидрина), обрезинивание (добавление каучуковых эмульсий), поверхностное сшивание (с помощью глицерина), ионотропное гелеобразование (с помощью синтетических полимеров, отличных от гидроколлоидов; например, поливинилацетата), объемное сшивание (с использованием более высокой концентрации химического сшивателя), термогелеобразование (с использованием белка овальбумина, яичного белка) и ионотропное гелеобразование (с использованием ионно-комплексообразующих сомономеров; например, акриловой кислоты).например, акриловая кислота)

1.8.2. ФОРМУЛИРОВКА CSPH, SPHC, SPHH:

Мономер:

Акриловая кислота (AAc), соли и эфиры, SPAK, HEMA, NIP AM акриламид (AAm) и т.д., **Сшивающий агент:**

Диакрилат, бисАм Диакрилат, N, N"-метиленбисакриламид (Бис) наиболее широко используется в технике выдувания. Глутаровый альдегид (химический сшиватель), ионы металлов, таких как кальций, железо и фосфор, используются для ионотропного сшивания гидроколлоидов, акрилатов бисAM более высокой MB.

Растворитель: вода

Пенообразующее вещество: бикарбонаты

Пеногаситель:

Органические и неорганические кислоты AAc; уксусная кислота; соляная кислота AAc; уксусная кислота AAc; уксусная кислота; лимонная кислота.

Стабилизатор пены:

Сополимеры блоков ПЭО-ППО Pluronic F127, Pluronic P105, Silwet L7605, Span, Tween и др.

Модификатор свойств:

Материал, используемый для улучшения механических свойств; включает сшитые и несшитые гидрофильные природные и синтетические полимеры.

Гибридный агент:

Натуральные полимеры, такие как альгинат натрия, карбоксиметилцеллюлоза натрия, хитозан, основанные на ионотропном гелеобразовании, не содержат супердизинтегрантов, включая сшитые КМЦ; водорастворимые КМЦ, альгинат, хитозан, поливиниловый спирт, поливинилпирролидон и гликолят крахмала.

Инициатор:

Персульфат/диамин; водорастворимый азот Персульфат/диамин.

Пара инициаторов полимеризации:

APS/TEMED (персульфат аммония/N,N,N,Nтетраметилэтилендиамин, KPS/натрийметабисуфит, APS/натрийметабисуфит, азоинициатор и др.

1.8.3. Методы подготовки СПХ:

Существует четыре метода приготовления суперпористого гидрогеля

1. Техника порозигена
2. Метод разделения фаз
3. Техника Cross Unking
4. Техника продувки газом

a) Техника порозигена:

Для приготовления суперпористого гидрогеля используются различные порозигены. Эти порозигены гидрофильны по своей природе. Поэтому они растворяются при контакте с водой и создают пористую структуру в гидрогеле, например, микронизированная сахароза, микронизированная лактоза, микронизированный декстрин, микронизированная целлюлоза, хлорид натрия, полиэтиленгликоль (ПЭГ), полиэтиленоксид и т.д., которые образуют сетку, которую можно удалить промывкой водой. Размер пор, образующихся в гидрогеле, зависит от размера порообразователей.

b) Метод разделения фаз:

Разделение фаз является очень важным процессом при создании суперпористого гидрогеля, так как пористость гидрогеля не поддается контролю. Также этот метод может быть применен к ограниченному типу гидрогелей, приготовленных из HEMA (гидроксиэтилметил акрилата) и NIP AM (низопропилакриламида).

c) Техника перекрестного связывания:

Перекрестное расцепление отдельных частиц гидрогеля приводит к образованию агрегатов частиц.

Поры в таких структурах находятся между частицами гидрогеля. Размер пор намного меньше размера частиц. Эта техника подходит для абсорбирующих частиц с химически активными функциональными группами на поверхности.

d) Техника продувки газом:

Метод газовой продувки широко используется при приготовлении гастроретентивного суперпористого гидрогеля, в котором сшивание и полимеризация происходят в присутствии пузырьков газа. В пробирку определенных размеров последовательно добавляют различные ингредиенты: мономер Uke, кросс-линкер, стабилизатор пены, инициатор полимеризации, катализатор инициации (если есть) и вспенивающий агент. Изначально, до добавления вспенивающего агента, Ph раствора мономера поддерживается на уровне 5-6, так как низкий рН способствует процессу вспенивания. Добавление вспенивающего агента приводит к тому, что

образование пузырьков с последующим увеличением рН раствора. Повышение рН ускоряет процесс полимеризации. Таким образом, одновременное вспенивание и гелеобразование приводят к формированию однородного пористого гидрогеля, т.е. суперпористого гидрогеля. После синтеза СПГ подвергают промывке, сушке различными методами, которые влияют на набухание и механическое поведение полученного гидрогеля.

d.1.1.1. Доставка лекарств с помощью суперпористого гидрогеля:

Сообщается о двух методах загрузки лекарственного средства в эту суперпористую гидрогелевую систему доставки.

1. Загрузка лекарств в суперпористые гидрогелевые резервуарные устройства.
2. Загрузка лекарств в суперпористые гидрогелевые полимеры.

1. Загрузка лекарств в суперпористые гидрогелевые резервуары :

Суперпористый гидрогель может выступать в качестве резервуара для доставки различных систем доставки лекарств, таких как мини-таблетки с контролируемым высвобождением или микрочастицы.

Было разработано два типа систем доставки лекарств

i Ядро внутри системы шаттла

ii . Ядро, прикрепленное к поверхности системы шаттла

Каждая из этих челночных систем состоит из двух компонентов: ядра и конвейера. Ядро - это часть, которая содержит лекарственную смесь с соответствующими вспомогательными веществами, а конвейер состоит из SPH и SPHC.

i. Ядро внутри системы шаттла:

В этой системе ядро готовится в двух различных формах - микрочастицы и брутто-масса. Микрочастицы готовятся путем диспергирования препарата в расплавленных полимерах, таких как PEG 6000, и охлаждения смеси для получения валовой массы. Эта грубая масса измельчается в ступке и просеивается через сито №400 пм, которое используется в качестве основного материала. SPHC используется в качестве корпуса конвейерной системы из-за его большей механической прочности, а SPH используется в качестве крышки конвейерной системы из-за его высокого коэффициента набухания.4 Внутри SPHC в его набухшем состоянии делается отверстие с помощью бора, так как сердечник должен быть помещен внутрь SPHC. Затем SPHC высушивается либо при температуре окружающей среды, либо

под пониженным давлением при температуре 60°C. Это называется корпусом конвейера, который закрывается куском SPH.

ii. Ядро прикреплено к поверхности системы шаттла:

В этой системе ядро находится в форме маленьких таблеток, которые готовятся путем диспергирования препарата в расплавленном полимере типа PEG 6000 и просеивания массы через # 400 pm, которые смешиваются со стеаратом магния и спрессовываются в таблетки с помощью однопробивной машины (твердость 40 N). Второй компонент - конвейер, состоящий только из SPHC, в котором было сделано два отверстия с противоположной стороны, а не одно, как в предыдущем варианте. Основной материал в виде маленьких таблеток помещался в отверстия с помощью биоадгезивного (цианоакрилатного) клея. Полимер набухает при контакте с желудочной жидкостью, и размер отверстий увеличивается. Клей помогает удерживать лекарственные формы в месте всасывания препарата. Такая же сборка помещается в оболочку желатиновой капсулы размера 000.

2. **Загрузка лекарств в суперпористые гидрогелевые полимеры:**

Определяется количество воды, необходимое для полного набухания удельных весов SPH и SPHC. Затем готовят водный раствор заданного препарата в заранее определенном количестве воды и помещают взвешенное количество полимера в раствор препарата для всасывания раствора препарата. Через 20 мин полностью набухшие полимеры с лекарством помещают в печь при 30°C для высушивания на ночь.

SPH обычно служит в качестве носителя, в который вводится лекарство или терапевтически активный компонент. Существуют различные способы соединения лекарственного средства и SPH для доставки препарата. SPH может быть использован в качестве челнока или резервуара, в который помещается система доставки лекарственного средства, например, таблетка или микрочастицы. В качестве альтернативы, SPH может быть пропитан раствором, содержащим растворенное лекарство, что позволяет поглощать водную смесь лекарства до тех пор, пока SPH полностью не набухнет. Затем насыщенный SPH высушивают, оставляя лекарство в открытых порах гидрогеля.

Поздний метод является наименее привлекательным вариантом, поскольку он сопряжен с проблемами примесей, очистки и загрузки лекарств. В этом процессе лекарство включается в реакционную смесь во время синтеза гидрогеля, создавая сеть из лекарства и полимера в матрице. Во многих платформах для удержания в желудке и пероральной доставки SPH используется для переноса твердой системы доставки, содержащей лекарство. Твердая система доставки, например, миниатюра, помещается в специально разработанную платформу доставки SPH. При разработке рецептуры твердой системы доставки необходимо учитывать взаимодействие между любыми добавляемыми вспомогательными веществами и SPH, а также взаимодействие между лекарством и SPH. Лекарственная система в SPH может располагаться либо в центре, либо полностью окружена гидрогелем, либо прикреплена по бокам. В зависимости от такого расположения они могут называться внутренними или внешними соответственно

В платформе внутренней доставки твердая система доставки лекарств помещается в центр SPH через искусственное отверстие. Затем это отверстие закрывается подходящей пробкой SPH, по сути, герметизируя систему доставки лекарств со всех сторон. Перед пероральным приемом вся эта платформа должна быть заключена в капсульную оболочку соответствующего размера. Если система используется в качестве внутренней платформы для удержания в желудке, то при проглатывании капсула растворяется в желудке и высвобождает платформу SPH в желудочную среду.

В желудочном соке SPH немедленно разбухнет вокруг твердого лекарственного ядра, что приведет к медленному высвобождению лекарственного средства в основном путем диффузии. В зависимости от прочности SPH в желудочном соке может произойти эрозия набухших слоев SPH, что сократит диффузионный путь лекарства и ускорит его высвобождение. Для внешней платформы доставки твердая система доставки лекарства прикрепляется снаружи к боковой стороне SPH. Для этого в наружной части платформы SPH проделывается отверстие (отверстия). Затем биосовместимый клей (например, цианоакрилат) используется для прикрепления твердой лекарственной системы в отверстии, частично внутри структуры сверхпористых гидрогелей для доставки лекарств. Затем вся платформа инкапсулируется, как и прежде. Если система используется для пероральной доставки через кишечник, капсула покрывается энтеральным покрытием, чтобы предотвратить растворение в желудке после приема препарата. При воздействии более высокого pH в кишечнике энтеральное покрытие и капсула растворяются, освобождая платформу SPH. Это позволяет платформе немедленно набухнуть, увеличившись в размерах настолько, чтобы с силой надавить на стенки кишечника. Внешне открытая твердая система доставки лекарств теперь прижата к стенке кишечника и может напрямую высвобождать лекарство через эпителиальные клетки кишечника.

1.8.4. ПОДГОТОВКА СПХ
1.8.4.1 Синтез суперпористых гидрогелей:

Синтез суперпористых гидрогелей аналогичен синтезу обычных гидрогелей, с той лишь разницей, что для приготовления суперпористых гидрогелей добавляется вспенивающий агент. Время полимеризации должно совпадать с временем образования пены. Если кинетика этих двух процессов не совпадает, то суперпористые гидрогели с взаимосвязанными порами не образуются. На рисунке 6 показан процесс вспенивания для получения суперпористых гидрогелей. Важным этапом этого процесса является использование кислоты для контроля кинетики полимеризации. Добавление $NaHCO_3$ приводит к образованию пены, а также к повышению pH, что ускоряет процесс полимеризации. После добавления $NaHCO_3$ полимеризация завершается в течение нескольких минут.

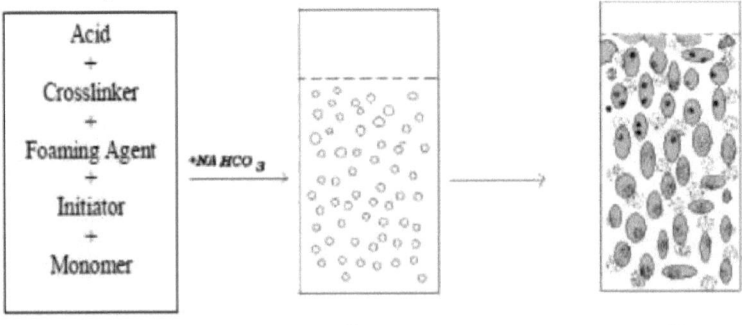

Рисунок 1.8.4.1: Схематическое изображение приготовления суперпористого гидрогеля

Из-за добавления кислоты pH мономерной смеси низкий (А), и это делает полимеризацию очень медленной. Добавление $NaHCO_3$ приводит к вспениванию, при этом pH раствора повышается (В). Повышение pH ускоряет процесс полимеризации, который завершается до того, как пена спадает. В результате образуется суперпористый гидрогель (С).

1.8.4.2 Суперпористые гидрогели для удержания в желудке:

Любой виниловый мономер может быть использован для приготовления суперпористых гидрогелей по технологии, описанной на рис. 1.8.3.1. Тип мономера, включенного в процесс получения суперпористого гидрогеля, существенно влияет на общие свойства суперпористых гидрогелей. Механические свойства являются важным свойством СПГ. Суперпористые гидрогели не обладают ни большим объемом набухания, ни хорошей механической прочностью, если в качестве единственного мономера используется акриламид (АМ). При использовании только калиевой соли сульфопропилакриламида (SPAK) суперпористые гидрогели разбухают до больших размеров в симулированной желудочной жидкости (SGF), но не обладают прочностью. Однако при сополимеризации АМ и SPAK суперпористые гидрогели демонстрируют хорошую набухаемость, а также хорошие механические свойства.

1.8.4.3 Суперпористые гидрогелевые композиты:

Механическая прочность суперпористых гидрогелей может быть значительно улучшена за счет включения в них композитного материала. Среди множества композитных материалов Ac-Di-Sol превосходит другие в повышении механической прочности суперпористых гидрогелей. Ac-Di-Sol может быть добавлен в раствор мономера перед полимеризацией и вспениванием. Добавление Ac-Di-Sol повышает структурную целостность за счет увеличения плотности (физической) сшивки суперпористого гидрогеля. Однако при добавлении Ac-Di-Sol в очень большой пропорции хорошее смешивание всех ингредиентов становится затруднительным из-за увеличения вязкости раствора.

1.8.4.4 Подкисление суперпористых гидрогелей SPAK:

Предварительная обработка SPHs подкислением повышает механическую прочность суперпористых гидрогелей. Для измерения механической прочности суперпористых гидрогелей используется предельное давление сжатия (UCP). Значение UCP определяется путем приложения все большего количества груза до момента, когда суперпористый гидрогель начинает трескаться.
-Давление в этой точке определяется как давление проникновения (PP) и рассчитывается по следующему уравнению:

$$PP = Fu/S$$

Где **Fu** - предельное сжимающее усилие при полном разрушении полимера, а S - площадь контакта нижнего штриха.

1.8.5. ПРЕИМУЩЕСТВА СПХ:

Суперпористые гидрогели обладают тремя уникальными свойствами, которых нет у обычных гидрогелей.
i. Скорость набухания очень быстрая.
ii. Суперпористые гидрогели полностью набухают в течение минуты, независимо от размера высушенного суперпористого гидрогеля.
iii. Сверхпористые гидрогели набухают до такой степени, что вес полностью набухшего сверхпористого гидрогеля превышает вес высушенного сверхпористого гидрогеля.

iv. Хотя суперпористые гидрогели содержат небольшой процент твердого вещества от общего веса, они могут оказывать значительное усилие при набухании.
v. Сверхпористые гидрогели также можно сделать эластичными, что минимизирует их разрыв.
vi. Уникальные свойства суперпористых гидрогелей также могут быть использованы для нелекарственных и небиомедицинских целей.

1.8.6. Приложения SPH :
i. ГАСТРОРЕТЕНЦИОННАЯ СИСТЕМА
Способность продлевать время удержания лекарства в желудке была первоначальным предназначением SPH для доставки лекарств. Изначально считалось, что препараты, которые в основном всасываются в желудке, препараты с узким окном абсорбции и препараты, используемые для лечения заболеваний, локализованных в желудке, смогут извлечь выгоду из этой инновации.

ii. ПЕРОРАЛЬНАЯ ДОСТАВКА ПО КИШЕЧНИКУ
SPH могут быть разработаны таким образом, чтобы отсрочить быстрое набухание в желудке и вместо этого разбухать после попадания в кишечный тракт. Благодаря использованию различных покрытий разной толщины, платформа SPH может быть направлена на различные участки ЖКТ. Большое количество исследований по пероральной кишечной доставке с помощью SPH было посвящено белковым и пептидным препаратам.

iii. ДОСТАВКА БЕЛКОВО-ПЕПТИДНЫХ ПРЕПАРАТОВ
Особые свойства SPH могут быть использованы для создания систем доставки, способных транспортировать белки и пептиды как для местного воздействия на ЖКТ, так и для системной абсорбции после перорального приема. SPH-платформа, используемая для пероральной кишечной доставки, должна в первую очередь защищать лекарство от воздействия кислотной среды желудка. Затем она должна достичь максимального набухания в идеальном месте вдоль кишечника. Увеличение платформы доставки во время быстрого набухания приводит к ее прилипанию к стенке кишечника под действием механического давления. Во время такого разбухания и последующего прикрепления приложенное механическое давление нарушает и открывает плотные стыки кишечного эпителия. Крупные молекулы могут проходить между эпителиальными клетками путем парацеллюлярной абсорбции. В совокупности длительное время пребывания и физическое прикрепление платформы SPH к стенкам кишечника способствуют повышению биодоступности.

iv. Диетическая помощь SPHs:
Одна из стратегий снижения веса заключается в ограничении или уменьшении потребления пищи и, соответственно, калорий в день. Это непростая задача, и некоторые даже прибегают к хирургическим методам, таким как желудочное шунтирование и лапароскопическое бандажирование желудка. Суть этих хирургических методов заключается в том, чтобы уменьшить пространство в желудке для пищи и вызвать чувство сытости после приема небольшого количества пищи. SPH, который может набухать и удерживаться в желудочной среде, может быть нехирургической альтернативой для достижения сытости. Набухающий SPH со свойствами удержания в желудке может занимать значительное пространство в желудке и оставлять меньше места для еды и напитков.

v. SPH В КАЧЕСТВЕ СУПЕРДЕЗИНТЕГРАНТОВ:

Быстронабухающие SPH нашли применение в качестве супердезинтегрантов в твердых лекарственных формах. Процесс дезинтеграции начинается, когда твердая лекарственная форма распадается на части в водной среде, обеспечивая высвобождение активного ингредиента для растворения. Когда супердезинтегрант добавляется в качестве вспомогательного вещества в рецептуру таблетки, он может увеличить скорость и эффективность дезинтеграции при более низких уровнях по сравнению со стандартными дезинтегрантами. Для этой цели были сшиты и изготовлены такие полимеры, как поли(винилпирролидон), целлюлоза и производные на основе крахмала. Использование SPH для этих целей возможно, поскольку они гидрофильны, сшиты, быстро расширяются при набухании и могут быть адаптированы для оптимизации распада продукта. Пористые микрочастицы на основе поли(акриловой кислоты) были приготовлены и использованы в качестве супердезинтегранта для изготовления быстро распадающихся таблеток

vi. Устойчивая доставка лекарств:

Эти системы могут оставаться в желудке в течение длительного периода времени и, таким образом, высвобождать лекарство в течение длительного периода времени. Проблема короткого времени пребывания в желудке, с которой сталкиваются пероральные препараты с контролируемым высвобождением, может быть преодолена с помощью этих систем. Эти системы имеют насыпную плотность меньше единицы, в результате чего они могут плавать в желудочном содержимом. Эти системы имеют относительно большой размер, поэтому они не могут пройти через пилорическое отверстие.

vii. Доставка лекарств по месту:

Эти системы особенно полезны для препаратов, которые специфически всасываются из желудка или проксимальной части тонкого кишечника, например, рибофлавина и фуросемида. Была разработана бислойная плавающая капсула для местной доставки мизопростола, который является синтетическим аналогом простагландина El, применяемого при язвах желудка, вызванных приемом НПВС. Медленная доставка мизопростола в желудок позволяет достичь желаемого терапевтического уровня и сократить потери препарата.

viii. Гастроретенционные таблетки:

Для изготовления гастроретенционных таблеток используется сухое смешивание и прямое сжатие. Частицы SPH сополимеров акриловой кислоты/сульфопропилакрилата смешиваются с желатином и дубильной кислотой, а затем таблетируются методом прямого сжатия. Образование водородной связи между желатином и дубильной кислотой, а также карбоксильные группы на полимерном носителе создают интегрированную матрицу, которая, как показано, стабильна после набухания. Гастроретентивная таблетка может разбухать в 22 раза больше собственного объема в течение 40 минут, сохраняя свою первоначальную форму.

ix. Устройства для химиоэмболизации и окклюзии:

Химиоэмболизация - это комбинированный метод эмболизации и химиотерапии Эмболизация используется для лечения рака путем ограничения поступления кислорода к растущим опухолям. Этот метод можно сочетать с химиотерапевтическими препаратами для достижения локальной доставки и низкой системной токсичности. Химиотерапевтический и антиангиогенный агенты могут быть загружены в SPH для проведения химиоэмболизации. Прочные SPH являются лучшими кандидатами для такого применения, поскольку они лучше прилегают к кровеносным сосудам и обеспечивают лучшее блокирование.

x. Разработка окклюзионных устройств для лечения аневризм:
SPH также могут быть использованы для производства биомедицинских устройств для лечения аневризм. После определения размера и формы участка аневризмы готовится эквивалентный SPH меньшего размера. Когда суперпористый гидрогель помещается в место аневризмы, он быстро набухает, занимая пространство и образуя кровяной сгусток. Наложение суперпористых гидрогелей может привести к окклюзии аневризмы на 95 % без каких-либо признаков компрометации материнской артерии и воспалительной реакции. [59] Новое окклюзионное устройство, созданное на основе комбинации суперпористого гидрогеля и платиновых катушек, названное Hydrocoil, в настоящее время разрабатывается компанией Micro-Vention, Inc, в Алисо-Вьехо, Калифорния.

xi. Область биотехнологии: В биотехнологии SPH используются для выделения макромолекул и клеток из среды. СПХ и СПХ-композиты являются идеальными материалами для хроматографических опор благодаря своим чрезвычайно крупным порам.

xii. Конструкционные применения: Низкая плотность SPH и SPH-композитов позволяет использовать их в качестве высокопрочного и легкого конструкционного материала, а также в качестве упаковочного материала. Они также будут хороши в качестве изоляторов и наполнителей в конструкциях, чувствительных к энергии.

1.8.6.1. Другие приложения:

SPH также могут применяться в других отраслях, помимо фармацевтической и биомедицинской, где требуется быстрое и обширное набухание в водной среде. Использование SPHs в своей продукции полезно для гигиенической, сельскохозяйственной, садоводческой, зоотехнической, игрушечной и многих других отраслей промышленности. Мгновенное набухание SPH может понравиться детям, и они смогут изучать связанные с этим науки и знания, как это показано на примере супервпитывающих полимеров. SPH могут быть окрашены и могут иметь декоративное применение. SPH могут стать подходящей заменой силикагелю, поскольку они быстро впитывают влагу из окружающей среды. Высокое давление набухания SPH потенциально может быть использовано для запуска системы сигнализации при проникновении воды.

Таблица 1.8.6.1: Краткое описание областей применения суперпористых гидрогелей

Тип приложения	Наркотик
Местная доставка лекарств в желудок	Мизопростол
Пероральная доставка лекарств	Инсулин
Пероральная доставка лекарств	Бусерелин, октреотид, инсулин
Кишечная доставка лекарств	Десмопрессин
Супердиссидент	Кетопрофен быстро рассасывающийся Планшеты

| Гастроретенционная система доставки лекарств | Росиглитазон |

1.8.6.2. В иомедицинских приложениях SPH

Пористая природа и обширная биосовместимая поверхность обеспечивают многочисленные места прикрепления и роста клеток, что идеально подходит для использования в качестве клеточного каркаса. СПХ на основе поли(2-гидроксиэтилметакрилата) (pHEMA) популярны в этой области тканевой инженерии. Например, SPH на основе pHEMA может быть использован в качестве скаффолда для создания костной ткани.

ii. Изучаются набухающие гидрофильные гидрогели, например, для комбинированной химиотерапии и комболизации (химиоэмболизации) при лечении рака и аневризмы.

ЦЕЛЬ И ЗАДАЧА
2.1 Цель
Цель - разработать, создать и охарактеризовать желаемые гасторетентивные суперпористые гидрогелевые составы, содержащие эзомепразол.
2.2 Цели
> Основные цели исследования заключаются в следующем:

Настоящая работа представляет собой попытку,

> Приготовить и охарактеризовать суперпористые гидрогели (СПГ) с эзомепразолом в качестве гастроинтестинального средства.

Ретенционная формула.

> Для приготовления SPH используются сшитые полимеры, которые набухают при контакте с водой.

> Проведение исследований предварительной рецептуры для лекарственных препаратов и различных полимеров.

> Разработать формулу плавающей таблетки на основе различных полимеров для лечения язвы желудка.

> Создание суперпористых гидрогелевых таблеток эзомепразола с использованием хитозана, ксантановой камеди и гуаровой камеди в качестве полимеров.

> Составить формулу препарата для его длительного высвобождения.

> Улучшить время всплытия таблетки, тем самым повысить биодоступность.

> Определение параметров до и после сжатия разработанных рецептур

> Провести исследования высвобождения лекарственных средств in-vitro для всех составов.

> Оценить приготовленные суперпористые гидрогелевые таблетки эзомепразола по различным свойствам, таким как содержание лекарства, твердость, рыхлость, изменение веса, индекс набухания и т.д.

> Сравнить профили высвобождения каждой формулы и оптимизировать код наилучшей формулы.

Таким образом, повышается биодоступность препарата, уменьшаются побочные эффекты, снижается переносимость лекарства и улучшается комплаентность пациентов.

План работы

Разработать желаемые гастроретенционные суперпористые гидрогелевые составы, содержащие препарат эзомепразол.

Для достижения вышеуказанной цели и задач экспериментальная работа была построена следующим образом

> Проведите обзор литературы по гастроретентивному суперпористому гидрогелю и лекарственным препаратам.
> Подготовка стандартной кривой для препарата.
> Исследование совместимости лекарств с полимерами методом ИК-Фурье.
> Приготовление суперопорного гидрогеля из таких полимеров, как хитозан, ксантановая камедь и гуаровая камедь, с использованием формальдегида методом сшивания.
> Разработать и создать суперпористые гидрогелевые таблетки эзомепразола методом прямого прессования.
> Для проведения исследований перед компрессией
- Угол откоса
- Насыпная плотность
- Плотность нарезки
- Индекс Карра
- Коэффициент Хаузнера.

> Для изучения параметров посткомпрессионной обработки
- Твердость
- Толщина
- Сыпучесть
- Равномерность веса
- Однородность содержания лекарственных средств
- Индекс набухания
- Исследования растворения in-vitro

> Определите высвобождение препарата invitro.
> Оптимизация наилучшей формулы среди испытаний.

Глава-2
ОБЗОР ЛИТЕРАТУРЫ

Никунджа В Пати и др., разработка суперпористых гидрогелевых таблеток декслансопразола, их сравнение с существующими на рынке лекарственными формами с замедленным высвобождением. Целью данного исследования было приготовление гастроретентивной лекарственной формы на основе SPH с использованием Декслансопразола, ингибитора протонной помпы, в качестве модельного препарата для определения характеристик набухания и пролонгированного высвобождения препарата в кислых pH. Формула основана на приготовлении SPH третьего поколения с тремя различными полимерами, такими как альгинат натрия, пектин, хитозан и акриловая кислота, которые были использованы с различными концентрациями методом сшивания с использованием формальдегида в качестве сшивающего агента для получения желаемого профиля устойчивого высвобождения в течение 8-12 часов. Исследования характеристик SPH проводились путем измерения кажущейся плотности, пористости, набухания, механической прочности, сканирующей электронной микроскопии (SEM) и ИК-Фурье. Все составы оценивались на стабильность, содержание лекарственных веществ, кинетическое высвобождение лекарств и профиль высвобождения лекарств *in-vitro*. Был сделан вывод, что предложенная гастроретенционная система доставки лекарств на основе SPHs является перспективной для доставки декслансопразола в желудок.[43]

Гитика Арора Дхингра и др. разработали и оптимизировали рецептуру контролируемого высвобождения для высвобождения лоратадина в верхних отделах желудочно-кишечного тракта. Гибриды суперпористого гидрогеля (SPHH) были приготовлены с использованием хлорида железа в качестве сшивающего агента и карбоксиметилцеллюлозы натрия в качестве композитного агента. Сверхпористые гидрогели оценивали по коэффициенту набухания, механической прочности, плотности, пористости, сканирующим электронным микроскопическим исследованиям. Статистическое программное обеспечение Design Expert использовалось для оптимизации и выбора окончательной рецептуры. Лоратадин гидрохлорид был загружен в оптимизированную формулу и охарактеризован с помощью инфракрасной спектроскопии с преобразованием Фурье, рентгеновской дифракции, дифференциальной сканирующей калориметрии и исследований высвобождения препарата *in vitro*. Были получены сверхпористые гидрогелевые гибриды с желаемой механической прочностью и достаточным коэффициентом набухания. Равновесный коэффициент набухания гидрогелей соответствовал схеме SPHH < SPHC < CSPH. Эта закономерность может быть объяснена дополнительным сшиванием и уменьшением размера пор. Снижение коэффициента набухания может быть связано с ограничением гибкости полимерной цепи. Н-связи между поли(AM-co-AA) и NaCMC снижают способность полимера образовывать Н-связи с молекулами воды, ограничивая водопоглощение. Увеличение механической прочности обусловлено сшиванием с композитным агентом. Исследования FTIR, XRD и DSC подтвердили целостность препарата в полимерной сети гидрогеля. Исследования высвобождения лекарственных средств показали, что первоначальное высвобождение происходит в виде всплеска, после чего наступает устойчивый эффект.[44]

Chen J, Park H, Park K., et.al. синтезировали гидрогели с быстрой кинетикой набухания и суперабсорбирующими свойствами. Для увеличения скорости поглощения воды в гидрогели были введены взаимосвязанные поры, поскольку размер пор в высушенных гидрогелях составляет порядка сотен микрометров. Они пришли к выводу, что приготовление суперпористых гидрогелей с использованием правильной системы пенообразования, стабилизатора пены, метода сушки и смачивающего агента позволяет сократить время набухания до менее чем минуты независимо от размера высушенных гелей.[45]

Цзюнь Чен, Уильям Е. Блевинс, Хэсун Парк, Кинам Парк и др. синтезировали суперпористые гидрогели (СПГ), которые быстро набухают до равновесного размера за считанные минуты благодаря поглощению воды путем капиллярного смачивания через многочисленные взаимосвязанные открытые поры. Коэффициент набухания также был большим и исчислялся сотнями. Исследование показало, что композиты SPH обладают тремя свойствами, необходимыми для удержания в желудке: быстрым набуханием, сверхнабуханием и высокой механической прочностью.[46]

Гемейнхарт Ричард А., Чен Чжун, Парк Хэсун, Парк Кинам и др. приготовили чувствительные к стимуляции гидрогели (или "умные" гидрогели), которые набухают или сжимаются в ответ на небольшие изменения условий окружающей среды, в которую они помещены. Хотя степень набухания или сжатия может быть большой, кинетика таких изменений медленная, поскольку диффузия воды в гидрогель и из него - медленный процесс. Чтобы получить быстрые реакции, они приготовили суперпористые гидрогели (SPH), которые могут набухать или сжиматься очень быстро, независимо от их размеров. Набухание и усадка происходят быстрее, чем ожидается для непористого гидрогеля тех же размеров. Был сделан вывод, что такая быстрая чувствительность может сделать чувствительные к стимулам гидрогели полезными во многих областях применения, которые ранее не были возможны, и могут использоваться там, где цельный гидрогель более выгоден, чем микрочастицы гидрогеля.[47]

Фарид А. Доркуш, Дж. К. Верхоф, Г. Борчард, М. Рафие-Техрани и Ханс Э. Дж. Унгин-гер и др. разработали новую систему для перорального введения пептидных и белковых препаратов, обеспечивающих специфическую механическую фиксацию на стенке кишечника и специфические схемы высвобождения. Эти так называемые челночные системы были разработаны с использованием суперпористых гидрогелей (SPH) и композитов SPH (SPHC) в качестве транспортера ядра, содержащего модельное соединение N-a-benzoyl- -arginine ethylester (BAEE). Эти два различных типа челночных систем были оценены, и было сделано заключение, что разработанные в настоящее время системы доставки демонстрируют подходящие характеристики in-vitro с соответствующим профилем высвобождения, контролируемым по времени, и эффективной пероральной доставкой пептидных и белковых препаратов.[48]

Юн Цю и Кинам Парк и др. исследовали улучшение механических свойств суперпористых гидрогелей (СПГ), которые использовались для разработки желудочных удерживающих устройств для длительной пероральной доставки лекарств. Их основной подход заключался в формировании взаимопроникающей полимерной сети (Interpenetrating Polymer Network, IPN) путем включения второй полимерной сети в структуру SPH. В качестве второй сети внутри SPH использовался полиакрилонитрил. Было обнаружено, что суперпористые гидрогели IPN (SPIH) с улучшенными механическими свойствами, как ожидается, будут выдерживать давление сжатия и механические трения в желудке лучше, чем контрольные SPH.[49]

Peppas N.A., Simmons R.E.P. et.al." сообщили о получении пористых и непористых гидрогелей на основе поли(винилового спирта) (ПВА), которые могут быть использованы в качестве носителей для высвобождения белков. Непористые гели были получены путем замораживания и оттаивания водных растворов ПВА, в то время как пористые гели были сформированы путем добавления порообразователей, таких как NaCl или карбамат аммония, в водные растворы ПВА. Бычий сывороточный альбумин (БСА), модельный белок, загружался в непористый гель перед замораживанием и оттаиванием, и исследования высвобождения проводились при различных условиях. Количество циклов замораживания/оттаивания влияло на начальную скорость высвобождения, количество высвобожденного белка и механизм переноса БСА.[50]

Хоссейн Омидиан, Хосе Г. Рокка, Кинам Парк и др. синтезировали синтетический мономер, который полимеризовался и сшивался в присутствии водорастворимого альгинатного полимера. В дальнейшем альгинатная часть синтезированного гидрогеля обрабатывалась катионами металлов, в результате чего получался гибрид гидрогеля с взаимопроникающей сетевой структурой. Этот гидрогелевый гибрид демонстрирует упругость и резиновые свойства в полностью набухшем состоянии, о чем ранее не сообщалось.[51]

Личен Инь, Цзе Инь Динь, Ликун Фэй, Мяо Хэ, Фуинг Цуй, Цуй Тан, Чуньхуа Инь и др. синтезированные суперпористые гидрогели, содержащие поли(акриловая кислота-коакриламид)/О-карбоксиметилхитозан (О-КМЦ) полнопроникающие полимерные сети (SPH-IPNs), были оценены на предмет их потенциала в эффективной абсорбции инсулина пероральным путем. Нагруженные инсулином SPH-IPN показали значительный гипогликемический эффект после перорального введения здоровым крысам, достигнув фармакологической доступности 4,1% по сравнению с подкожным введением инсулина.[52]

Хонган Хэ, Цзинцзяо Гуань, Л. Джеймс Ли, Дерек Хэнсфорд и др. синтезировали самораскладывающееся миниатюрное устройство, состоящее из двух слоев, один из которых представляет собой рН-чувствительный гидрогель, набухающий при контакте с жидкостями организма, а другой - не набухающий слой. В результате однонаправленное высвобождение обеспечивает улучшенный транспорт лекарств через слизистый эпителий. Функциональность этого устройства была успешно продемонстрирована in vitro с использованием свиного малого --[53] кишечник.

Ашок Кумар, Маниша Пандей, Коши М К, Шубхини А Сараф и др. синтезировали быстро набухающие высокопористые суперпористые гидрогели (SPH) с помощью быстрой полимеризации акриловой кислоты в растворе для разработки устройств, удерживающих желудочный содержимое. Свойства набухания, механическая прочность и профиль высвобождения SPH, содержащего метформин, были исследованы путем изменения количества сшивающих агентов. Исследование показало, что суперпористый гидрогелевый композит обладает двумя свойствами, необходимыми для удержания в желудке, а именно: быстрым набуханием и механической прочностью.[54]

Vishal Gupta .N и Shivakumar H.G. et.al. синтезировали суперпористые гидрогели росиглитазона с использованием хитозана и изучили их поведение при набухании для применения в качестве гастроретентивной системы доставки лекарств. Исследования показали, что суперпористые гидрогели на основе хитозана могут быть использованы в качестве гастроретентивной системы доставки лекарств с учетом их характеристик набухания в кислой среде pH.[55]

Hitesh V. Chavda, Chhaganbhai N. Patel.et.al, синтез суперпористых гидрогелевых композитов (СПГК) с карбоксилметилцеллюлозой натрия (NaCMC) в качестве композиционного материала был осуществлен методом полимеризации раствора. В двойной дистиллированной воде СПГК продемонстрировали значительное увеличение равновесной набухающей способности. Однако при помещении СПГК в симулированную желудочную жидкость наблюдалось снижение равновесной набухающей способности. При увеличении концентрации NaCMC СПГК демонстрировали улучшенное давление проникновения. СЭМ-изображения четко указывают на образование взаимосвязанных пор, капиллярных каналов и прилипание молекул NaCMC по периферии пор.[56]

Gupta NV et al. приготовили гидрогели на основе хитозана и поли(акриловой кислоты) для доставки амоксициллина и метранидазола в желудок. Гидрогели оценивали по набуханию, мукоадгезивности, структуре поверхности и высвобождению лекарств in-vitro. Гидрогели показали большую мукоадгезивную способность, максимальное набухание и полное высвобождение загруженных лекарств.[57]

Чордия Маюр, Сентхилкумаран, Гангурде Хемант, разработанный Суперпористые гидрогели (СПГ) были первоначально разработаны как система контролируемой доставки лекарств для удержания лекарств в гастральной среде. Суперпористые гидрогели (СПГ) - это недавнее достижение в гастроретенционной системе доставки лекарств (ГРДС), которая также включает внутрижелудочную плавающую систему (систему низкой плотности), мукоадгезивную систему, систему высокой плотности и набухающую систему. Суперпористые гидрогели должны мгновенно набухать в желудке и сохранять свою целостность в жесткой среде и высвобождать фармацевтический активный ингредиент. SPH быстро набухают, в течение нескольких минут, свойство быстрого набухания основано на поглощении воды через открытую пористую структуру капиллярной силой. В данном обзоре рассказывается о ГРДПС, разнице между гелями и гидрогелями и сравнении между SAP и SPH. Он также включает в себя типы SPH, различные поколения, общий синтез, методы приготовления, опорожнение желудка, преимущества, характеристики, применение и основные особенности SPH.[58]

Латиф Р., Абдель Халим С.А., Абдель Кадер О.М. разработали гастроретенционное устройство с контролируемым высвобождением, используя суперпористый гидрогелевый композит (СПГК). Фуросемид был выбран в качестве хорошего кандидата для такой системы из-за его узкого окна абсорбции, низкой биодоступности и короткого периода полувыведения. Обычный гидрогель оценивали по коэффициенту набухания, кажущейся плотности и времени всплытия. Сканирующие электронные микрофотографии SPHC показали крупные взаимосвязанные поры и обширную капиллярную вставку. Подготовленные микросферы были проверены на содержание лекарственных веществ, а таблетки - на соответствие требованиям контроля качества. Все загруженные в SPHC формулы были протестированы на профиль высвобождения лекарств. Микросферы, таблетки и растворы лекарств были протестированы на загрузку в SPHC. Кинетическая обработка данных высвобождения показала, что пропитанный раствор лекарственного средства не может контролировать высвобождение препарата, где он дает tl/2 (О,5 часа), очень похожий на таковой для свободного препарата (0,6 часа). Нагруженные микросферы показали лишь незначительное замедление высвобождения до 1,06 часа, а также высокий процент смыва (~30 мг %). Однако нагруженная таблетка продемонстрировала многообещающий устойчивый эффект, соответствующий времени высвобождения tl/2=6 часов и низкому проценту первоначального вымывания (~1,2 мг %). Таким образом, применимость SPHC в качестве устройства контролируемого высвобождения в значительной степени зависит от типа лекарственной формы.[59]

Cornelia Vasile et al., 2011, Смешанные гидрогели на основе природных, биоразлагаемых и биосовместимых полисахаридов, таких как целлюлоза (С) и хондроитинсульфат (CS) в различных соотношениях, были приготовлены методом сшивания и охарактеризованы по поведению набухания, FTIR-спектроскопии, сканирующей электронной микроскопии, токсичности и тестам на биосовместимость. Гидрогели из смешанной целлюлозы/хондроитинсульфата были нагружены 7-[2-нитроксиацетил-окси- 3-(4-ацетил-амино-фенокси)-пропил]-8-морфолино-л,3-диметил-ксантином, новым соединением-донором оксида азота с меньшей токсичностью и большей противовоспалительной активностью, чем его родительские молекулы, парацетамол и теофиллин. Также были изучены кинетика набухания и высвобождения. Установлено, что увеличение содержания CS в составе гидрогелей приводит к увеличению коэффициента набухания для всех составов и уменьшению количества высвобождаемого соединения-донора оксида азота. Установлено, что набухание происходит по механизму аномального набухания, а высвобождение донорного соединения оксида азота - по диффузионно-контролируемому механизму.[60]

Глава-3
ПРОФИЛЬ ПРЕПАРАТА И ВСПОМОГАТЕЛЬНЫХ ВЕЩЕСТВ
Лекарственный профиль эзомепразола
Описание:
Высокоэффективный ингибитор секреции желудочной кислоты, применяемый в терапии язвенной болезни желудка и синдрома Золлингера-Эллисона. Препарат ингибирует HQ-KQ-АТФазу (HQ-KQ-обменную АТФазу) в протонном насосе париетальных клеток желудка.

3.1 Структура:

Строение эзомепразола

Iupacname: 5-метокси-2-[(R)-[(4-метокси-3,5-диметилпиридин-2-ил)метан]сульфинил]-1H-1,3-бензодиазол.
Химическая формула: $C_{17}H_{19}N_3O_3S$
Молекулярная масса: 345,416.
Биоусвояемость: 90%
Механизм действия:
Эзомепразол - ингибитор протонного насоса, подавляющий секрецию желудочной кислоты путем специфического ингибирования H^+/K^+-АТФазы в париетальной клетке желудка. Действуя специфически на протонную помпу, эзомепразол блокирует последний этап производства кислоты, тем самым снижая кислотность желудка.
Период полураспада: 1-1,5 часа
Фармакокинетика
Поглощение
T max составляет 1,5 ч. Биодоступность составляет около 90% (при многократном приеме один раз в день) и 64% (при однократном приеме). Прием пищи снижает AUC на 43 - 53 %. C_{max} после внутривенного введения 20 и 40 мг в течение 5 дней составляет 3,86 и 7,51 мкмоль/л, соответственно.

Распространение
Эзомепразол на 97% связан с белками. Vd составляет около 16 л (в стабильном состоянии).
Метаболизам:
В основном печеночный. Эзомепразол полностью метаболизируется системой цитохрома P450 через CYP2C19 и CYP3A4. В результате метаболизма образуются неактивные гидрокси- и десметилметаболиты, которые не влияют на секрецию желудочной кислоты. Выводится менее 1% основного препарата.
Ликвидация
Период полувыведения из плазмы составляет примерно 1-1,5 ч. Менее 1 % материнского препарата выводится с мочой; около 80 % выводится с мочой в виде

неактивных метаболитов, а остальная часть попадает в кал.

Фармакодинамика

Эзомепразол - препарат, подавляющий секрецию желудочной кислоты и применяемый для лечения гастроэзофагеальной рефлюксной болезни (ГЭРБ), лечения эрозивного эзофагита и эрадикации *H.pylori* для снижения риска рецидива язвы двенадцатиперстной кишки. Эзомепразол относится к новому классу антисекреторных соединений - замещенных бензимидазолов, которые не проявляют антихолинергических или H2-гистаминовых антагонистических свойств, но подавляют секрецию желудочной кислоты путем специфического ингибирования H/K^{++} АТФазы на секреторной поверхности париетальной клетки желудка. При этом он подавляет секрецию кислоты в просвет желудка. Этот эффект зависит от дозы и приводит к ингибированию как базальной, так и стимулированной секреции кислоты независимо от стимула.

Взаимодействие с наркотиками:

Атазанавир: этот модификатор желудочной фазы снижает уровень/эффект атазанавира

Цефдиторен:

Ингибиторы протонной помпы, такие как эзомепразол, могут снижать концентрацию цефдиторена в сыворотке крови. По возможности избегайте применения цефдиторена с ингибиторами протонной помпы (ИПП). Рассмотрите альтернативные методы минимизации/контроля кислотного рефлюкса (например, изменение диеты) или альтернативную противомикробную терапию, если невозможно избежать применения ИПП.

Прекации:

Эсмопрозол следует с осторожностью назначать пациентам с почечной недостаточностью, заболеваниями печени, при беременности и при грудном вскармливании. Ингибиторы протонной помпы могут маскировать симптомы рака желудка. Особая осторожность требуется тем, у кого симптомы меняются, и лицам старше 45 лет; перед началом лечения следует исключить наличие злокачественной опухоли желудка.

Побочные действия: Волдыри, шелушение или ослабление кожи, вздутие живота, озноб, запор, кашель, потемнение мочи, трудности с глотанием, головокружение, сонливость, учащенное сердцебиение, лихорадка, крапивница, несварение желудка, зуд, боль в суставах или мышцах, потеря аппетита, изменения настроения или психики.

Используется:

Кратковременное лечение гастроэзофагеальной рефлюксной болезни (ГЭРБ) у пациентов с раздражением и отеком пищевода, когда лекарство нельзя принимать через рот. Также может применяться при других заболеваниях по назначению врача.

Эзомепразол - это ингибитор протонной помпы (ИПП). Он действует, уменьшая количество кислоты, вырабатываемой в желудке.

ДОЗИРОВКА:

- При ГЭРБ эзомепразол в дозе 20 или 40 мг назначается один раз в день в течение 4-8 недель. Для детей в возрасте 1-11 лет доза составляет 10 или 20 мг в день.
- Для *лечения H. pylori* назначают 40 мг один раз в день в сочетании с амоксициллином и кларитромицином в течение 10 дней.
- Доза для профилактики язв, вызванных NS A ID, составляет от 20 до 40 мг ежедневно в течение 6 месяцев.

- Синдром Золлингера-Эллисона лечится 40 мг дважды в день.

ХРАНЕНИЕ: Хранить при комнатной температуре, 15-30 С (59-86 F) в плотно закрытой таре.

ЧИТОСАН[5051]

Хитозан - природный полисахарид, широко используемый в качестве фармацевтического вспомогательного вещества. Его получают путем частичного деацетилирования хитина.

Хитозан [a-(IjE4)2-амино-2-дезокси-P-d-глюкон] синтезируется путем деацетилирования хитина.Основной процесс производства хитозана включает удаление белков и минералов, таких как карбонат кальция и фосфат кальция, путем обработки щелочью и кислотой соответственно.

Хитозан биомедицинского класса/очищенный хитозан получают путем повторения процесса деацетилирования. Хитозан фармацевтического класса деацетилирован на 90 %.

и 95%, а пищевой - от 75% до 80%.

Эмпирическая формула: $(C\ HnO_{64}\ N)n$

Физико-химические свойства:

Хитозан представляет собой линейный полиамин с большим количеством аминогрупп, которые легко вступают в химическую реакцию и образуют соли с кислотами. Важными характеристиками хитозана являются его молекулярная масса, вязкость, степень деацетилирования, индекс кристалличности, количество мономерных единиц (n), водоудерживающая способность и энергия гидратации. Хитозан обладает высокой плотностью заряда, прилипает к отрицательно заряженным поверхностям и хелатирует ионы металлов.

Благодаря высокой молекулярной массе и линейной неразветвленной структуре хитозан обладает отличной вязкостью в кислой среде. Он ведет себя как псевдопластичный материал, демонстрируя снижение вязкости при увеличении скорости сдвига. Вязкость раствора увеличивается при увеличении концентрации хитозана, снижении температуры и при увеличении степени деацетилирования.

Он является биоразлагаемым и нетоксичным, имеет реактивные гидроксильные и аминогруппы, которые могут быть модифицированы химическим путем для различных применений при доставке лекарств.

Растворимость:

Хитозан нерастворим в воде и растворим в различных разбавленных кислотах растворы, которые преобразуют гликозаминовую единицу в растворимый $R-NH_3^+$ и взаимодействуют с ним.

. КСАНТАН ГУМ

Синонимы	Сахарная камедь; Мерезан; Родигель
Химическое название	Ксантановая камедь
Молекулярная масса	2×10^6 (приблизительно)
Функциональная категория	Стабилизирующий, суспендирующий и повышающий вязкость агент.

Приложение	Он широко используется в качестве суспендирующего, загущающего, стабилизирующего и эмульгирующего агента. Он также используется для приготовления матричных таблеток с длительным высвобождением.
Описание	Он имеет вид кремового или белого цвета без запаха свободно растекающегося тонкого порошка.
Растворимость	Практически нерастворим в этаноле и эфире; растворим в холодной и теплой воде
Вязкость	1200-1600 мПа с для водного раствора 1% w/v
Несовместимость	Несовместим с катионными ПАВ, полимерами, консервантами, окислителями, сод. КМЦ, Верапамил.
Стабильность и условия хранения	Стабильный материал в широком диапазоне температур. Хранить его следует в хорошо закрытом контейнере в сухом прохладном месте.
Безопасность	Он считается нетоксичным и не раздражающим при использовании в качестве фармацевтического эксципиента.

GuarGum

Непатентованные названия: BP:
Гуаргалактоманнан
PhEur: Guargalactomannanum
USPNF: Guargum.[57]

Нормативный статус
Внесен в список GRAS.Принят в качестве пищевой добавки в Европе.Включен в список FDA. Руководство по неактивным ингредиентам (оральные суспензии, сиропы и таблетки; препараты для местного применения , вагинальные Таблетки). Включен в состав неродительских лекарств, лицензированных в Великобритании.

Синонимы
E412; галактозоль; гуарфлур; ягуаргум; мейпрогат; мейпродор; мейпрофин.

Химическое название и номер CAS
Galactomannan polysaccharide[9000-30-0]

Молекулярная формула:
$(C_6 H_i O_{26})n\_220\,000$

Структурная формула:
Гуаргум состоит из линейных цепей из(1 !4)-b-D-маннопиранозильных единиц с D-галактопиранозильные единицы, соединенные (l!6)-связями.РациоD-галактозатоD-манноза находится в диапазоне 1 :1.4иl :2

Описание:Guargumoccursasanodorlessomearlyodorless, whiteetoyellowish- white powder with abland taste.

Типичные свойства
a) Сульфатная зола: <1,5%
b) Плотность: 1,492 г/см3
c) Растворимость: практически не растворяется в органических растворителях. В холодной или горячей воде гуаргум диспергируется и мгновенно наливается, образуя высоковязкий, тиксотропный раствор.
d) Вязкость: 4,86 Пас (4860 сП) для дисперсии в %w/v.
д) Растворимость и условия хранения: Водные дисперсии гуаргума обладают

буферным действием и стабильны при pH 4,0-10,5. Однако длительное нагревание снижает вязкость дисперсий.

f) Порошок гуаргума следует хранить в закрытом контейнере в сухом и прохладном месте.

g) Бактериологическая стабильность дисперсий гуаргума может быть улучшена путем добавления смеси из 0,15% метилпарабена и 0,02% пропилпарабена в качестве консерванта.

Безопасность

Гуаргум широко используется в продуктах питания, а также в фармацевтических препаратах для перорального и местного применения.

LD_{so} (хомяк, перорально): 6,0 г/кг

LD_{so} (мышь, перорально): 8,1 г/кг

LD_{so} (кролик, перорально): 7,0 г/кг

LD_{so} (крыса, перорально): 6,77 г/кг

Функциональная категория

Суспендирующее вещество; связующее вещество для таблеток; дезинтегрант для таблеток; агент, повышающий вязкость

Применение в фармацевтической рецептуре и технологиях.

1))Гу^гум широко используется в пероральных и топических фармацевтических препаратах.

2) В фармацевтике гу^гум используется в твердых лекарственных формах как связующее вещество и дезинтегрант.

3) . В качестве связующего вещества для таблеток используется концентрация доО %w/w.

4) . Гу^гум используется в качестве суспендирующего, загущающего и стабилизирующего агента в пероральных и топических препаратах.

5) . Гу^гум широко используется в косметике, пищевых продуктах и фармацевтических препаратах.

6) . Он также был исследован для получения матриксных пластинок с устойчивым высвобождением вместо производных целлюлозы, таких как метилцеллюлоза.

7) . В терапевтических целях камедь гу^ используется как часть диеты пациентов с сахарным диабетом.

Стеарат магния

Синонимы:

HyQual, магнийоктадеканоат, сте^иновая кислота магнийсоль.

Функциональная категория:

Смазка для таблеток и капсул.

Приложения:

В основном используется в качестве смазки для производства капсул и таблеток в концентрации 0,25-5,0%.

Описание:

Это тонкий, белый, осажденный на мельнице, нерастворимый порошок низкой плотности, со слабым характерным запахом и вкусом. Порошок жирный на ощупь и легко прилипает к коже.

Синонимы	металлический сте^ат, магниевая соль.
Функциональная	Таблетированная смазка для капсул, вспомогательное средство для

категория	фраз, глидант, антиадгезивное средство.
Эмпирическая формула	C36 H70MgO4.
Молекулярная масса	591.3
Описание	Мелкий, белый, осажденный или измельченный, непроницаемый порошок из сыпучих материалов плотность, запах и вкус незначительные, но характерные
Растворимость	Нерастворим в воде, спирте и эфире. Слегка растворим в теплом этаноле (95%) и бензоле
Стабильность	Стеарат магния стабилен.
Условия хранения	Хранить в хорошо закрытом контейнере в сухом прохладном месте.Несовместимые вещества:
Безопасность	Обычно считается, что при пероральном приеме он нетоксичен. Однако употребление больших количеств может привести к некоторому слабительному эффекту или раздражению слизистой оболочки.

МИКРОКРИСТАЛЛИЧЕСКАЯ ЦЕЛЛЮЛОЗА

Синоним : Авицел, целлюлозный гель, кристаллическая целлюлоза, Е460, Моцел, Фоброцел, Вивацел.
Функциональная категория :Таблетки и капсулы, суспендирующее вещество, Адсорбент, таблетированный дезинтегратор. Применение :Адсорбенты в таблетках (мокрое гранулирование и прямое
Он также обладает смазывающими и дезинтегрирующими свойствами. Описание :Белый цвет, безвкусный кристаллический порошок
состоит из пористых частиц. Растворимость : Слегка растворим в 5% растворе гидроксида натрия
Практически нерастворим в воде, разбавленных кислотах Стабильность: Стабильный, хотя и гигроскопичный материал. Условия хранения : Материал следует хранить в хорошо закрытом контейнере в сухом прохладном месте.
Несовместимость:Несовместим со строгими окисляющими агентами. Безопасность :Это
нетоксичный и не раздражающий материал. Условия хранения: Сыпучий материал следует хранить в хорошо закрытой таре в сухом прохладном месте. Несовместимости: Несовместим с сильными окислителями. Безопасность: Считается нетоксичным и не раздражающим материалом.

Бикарбонат натрия:
Синонимы
Пищевая сода; карбонат натрия; гидрокарбонат натрия.
Название химического вещества и регистрационный номер CAS
Карбоновая кислота моносодиумсоль [144-55-8]
Эмпирическая формула и молекулярная масса
$NaHCO_3$ 84,01
Структурная формула: $NaHCO_3$
FunctionalCategory
Ощелачивающее средство; лечебное средство.
Применение в фармацевтической рецептуре или технологии
Бикарбонат натрия обычно используется в фармацевтических препаратах в качестве

источника диоксида углерода в шипучих таблетках и гранулах. Он также широко используется для создания или поддержания щелочного pH в препарате. В шипучих таблетках и гранулах бикарбонат натрия обычно формулируется с цитрусовой и/или винной кислотой; комбинации цитрусовой и винной кислоты часто предпочтительны в рецептурах, поскольку цитрусовая кислота образует пастообразную смесь, которую трудно гранулировать, а если используется винная кислота   только винная кислота, гранулы теряют упругость. Когда
Таблетки и гранулы контактируют с водой, происходит химическая реакция, выделяется диоксид углерода, и продукт распадается. Таблетки могут быть приготовлены только с бикарбонатом натрия, поскольку кислоты желудочной жидкости достаточно, чтобы вызвать шипение и распад. Бикарбонат натрия также используется в таблетках для буферизации лекарственных молекул, которые являются слабыми кислотами, тем самым увеличивая скорость растворения таблеток и уменьшая раздражение желудка.

Описание

Бикарбонат натрия - это безводный, белый, кристаллический порошок с соленым, слегка щелочным вкусом. Кристаллическая структура Кристаллическая структура - моноклинные призмы.

В продаже имеются гранулы с различными размерами частиц, начиная от мелкого порошка и заканчивая свободно текущими равномерными гранулами.

Типичные свойства

Кислотность/щелочность:

pH =8,3 для свежеприготовленного 0,1 М водного раствора при 25°C;
Щелочность повышается при стоянии, перемешивании или нагревании.

Глава-4

МЕТОДОЛОГИЯ
4. ЭКСПЕРИМЕНТАЛЬНЫЙ
4.1. МАТЕРИАЛЫ:

Следующие доступные материалы использовались в том виде, в котором они поставлялись производителем, без дополнительной очистки или исследования.

Таблица №. 4.1. Список использованных материалов.

С.нет.	Название материала	Поставщик
1	Эзомепразол	Cadila Pharmaceuticals
2	Ксантановая камедь	BMR CHEMICALS, Хайдарабад
3	Гуаровая камедь	BMR CHEMICALS, Хайдарабад
4	хитозан	BMR CHEMICALS, Хайдарабад
5	Формальдегид	BMR CHEMICALS, Хайдарабад
6	Бикарбонат натрия	BMR CHEMICALS, Хайдарабад
7	Микрокристаллическая целлюлоза	BMR CHEMICALS, Хайдарабад
8	Стеарат магния	BMR CHEMICALS, Хайдарабад

4.2. ОБОРУДОВАНИЕ

Таблица №. 4.2. Список используемого оборудования.

С.нет.	Оборудование	Производитель/источник	Модель
1	Прецизионные весы	Essae	FB-600
2	Чувствительный баланс	Керой	KM2
3	УФ-видимый спектрофотометр	PG Instruments	T60
4	ИК-Фурье спектрофотометр	Bruker	Альфа-Т-1020
5	Тестер плотности с наконечником	Лаборатория Индия	TD 1025
6	Вырубная машина для планшетов	Манести (16 станций)	Мини-пресс IID
7	Тестер твердости таблеток	Тип Pfizer	Cisco
8	Фриабилятор	Лаборатория Индия	FT 1020
9	pH-метр	Лаборатория Индия	SAB 5000
10	Камера стабильности	Cintex	CIC-64AA
11	Аппарат для растворения USP	Лабиндия	DS8000
12	Сито	Аджантасиев, Ченнай	(#16)

4.3. Предварительные исследования

Перед разработкой таблетированной лекарственной формы необходимо определить некоторые фундаментальные физико-химические свойства молекулы лекарства отдельно и в сочетании с вспомогательными веществами. Этот первый этап известен как преформуляция. Общая цель преформуляции заключается в получении информации, полезной для составителя при разработке стабильных и биодоступных лекарственных форм, которые можно производить массово.

Цели исследований, предшествующих разработке рецептуры ^e
- Установить необходимые физико-химические характеристики лекарственного вещества, и
- Установить его совместимость с различными вспомогательными веществами.

4.3.1 Спектроскопическое исследование:

Идентификация чистого препарата: Идентификация эзомепразола проводилась методом инфракрасной абсорбционной спектроскопии.

Определение максимума поглощения (Xmax):

Длина волны, при которой происходит максимальное поглощение излучения, называется Xmax. Этот Xmax характерен или уникален для каждого вещества и полезен для его идентификации. Для точной аналитической работы важно определить максимумы поглощения исследуемого вещества. Большинство лекарств поглощают излучение в ультрафиолетовой области (190-390 нм), поскольку они ароматические или содержат двойные связи.

Точно взвешенные 10mg эзомепразола растворяли в 0,1N Hcl (pH 1,2) в чистой 10 мл колбе. Объем был доведен до 10 мл с помощью 0,1N Hcl, что позволит получить исходный раствор-I с концентрацией 1000рg/мл.

Из исходного раствора-I пипеткой отбирали 1 мл в 10 мл объемную колбу. Объем довели до 10 мл с помощью 0,1N Hcl, чтобы получить исходный раствор-II с концентрацией 100рg/мл. Из исходного раствора-II пипеткой отбирают 1 мл в 10 мл колбу. Объем довели до 10 мл с помощью 0,1N Hcl, чтобы получить концентрацию 10рg/мл. Этот раствор затем сканировали при 200-400 нм в УФ-видимом двухлучевом спектрофотометре для достижения максимума поглощения (Xmax).

4.3.2 Построение калибровочной кривой с использованием 0,1 N HCl (pH 1,2):

б) Стандартная калибровочная кривая эзомепразолеина в буфере pH 1,2:

- **Стандартный раствор:** Точно взвешенные 10mg эзомепразола растворяли в метаноле в чистой 10мл волюметрической колбе. Объем был доведен до 10 мл метанолом, что дает концентрацию 1000 пг/мл.
- **Исходный раствор:** Из этого стандартного раствора 1 мл пипеткой переносят в 10 мл объемную колбу и доводят объем до 10 мл с помощью 0,1N Hcl, чтобы получить концентрацию 100рg/мл. Аликвоты 0,5, 1, 1,5, 2, 2,5, 3 и 3,5 мл каждого исходного раствора переносили в отдельную 10 мл колбу и доводили объем раствора до 10 мл с помощью 0,1N Hcl для получения концентрации 5,10,15,20,25 и 30 пг/мл соответственно. Абсорбцию каждого раствора измеряли при 278 нм.

4.3.3 Исследование совместимости вспомогательных веществ с лекарственными препаратами:

Совместимость препарата и вспомогательных веществ наблюдалась с помощью ИК-Фурье спектроскопии. ИК-Фурье спектры, полученные на спектрометре Bruker FT-IR Germany (Alpha T), использовались для определения возможного взаимодействия между чистым лекарственным средством и вспомогательными веществами в твердом состоянии. Гранулы бромида калия готовили на прессе KBr путем измельчения твердого порошка с 100-кратным количеством KBr в ступке. Затем тонко измельченный порошок помещали в матрицу из нержавеющей стали и сжимали между полированными стальными наковальнями при давлении около 8 т/дюйм^2. Спектры регистрировались в диапазоне волн от 8000 до 400 см$^{-1}$.

4.3.4 Сканирующая электронная микроскопия:
Высушенные суперпористые гидрогели использовались для исследований с помощью сканирующей электронной микроскопии (СЭМ), чтобы определить морфологию высушенных образцов. Сканирующий электронный микроскоп JEOL JSM-840 (Jeol USA, Inc., Peabody, MA) использовался после покрытия образцов золотом с помощью Hummer Sputter Coater (Technics, Ltd.). Изображения получили с помощью карты цифрового захвата и генератора цифрового сканирования 1 (JEOL).

4.3.5 Свойства потока (параметры предварительного сжатия):
Текучесть порошков имеет решающее значение для эффективной операции таблетирования. Хорошая текучесть порошка или гранулята необходима для обеспечения эффективного смешивания и приемлемой однородности массы прессованных таблеток. Если на стадии предварительной рецептуры выявлено, что лекарственный препарат является "плохо текучим", проблему можно решить путем подбора соответствующих вспомогательных веществ. В некоторых случаях для улучшения текучести порошков лекарств их необходимо предварительно спрессовать или гранулировать. Во время предварительной рецептуры необходимо изучить свойства текучести лекарственного вещества, особенно если предполагаемая доза препарата велика.

4.8.5.1 Угол отсыпки: Угол отсыпки определяется как максимальный угол между поверхностью кучи порошка и горизонтальной плоскостью. Характеристики потока измеряются углом упругости. Определенное количество порошка было собрано в стеклянную воронку, перекрыв отверстие большим пальцем у ножки. Воронка была закреплена на высоте 2 см от горизонтальной пластины. После завершения регулировки большой палец убирают и дают порошку стечь на пластину, образуя кучу. Высота кучки была отмечена. На графической бумаге карандашом нарисовали окружность и измерили радиус основания воронки в 5 разных точках, для расчета взяли среднее значение.

$$\text{Tan } \theta = h/r$$

Поэтому, $\theta = \tan^{-1} h/r$

Где h = высота сваи.

r = радиус основания сваи.

θ = угол откоса.

Таблица: Свойства потока и соответствующие им углы возвышения

Свойство потока	Угол наклона (градусы)
Превосходно	25-30
Хорошо	31-35
Справедливо (помощь не требуется)	36-40
Проходимо (может зависнуть)	41-45
Бедные (должны возбуждать, вибрировать)	46-55

Свойство потока	Угол наклона (градусы)
Очень плохо	56-65
Очень, очень плохо	>66

4.8.5.2 Насыпная плотность: Насыпная плотность

Насыпная плотность порошка - это отношение массы нетронутого образца порошка к его объему, включая часть межчастичных пустот. Определенное количество смеси аккуратно переносится в мерный цилиндр, который предварительно пропускается через сито № 20. Она выражается в гм/мл и рассчитывается по уравнению.

$$P = W/V_b$$

Где P = насыпная плотность.
W = масса порошковой смеси.
Vb = объемный объем порошковой смеси.

4.8.5.3 Плотность резьбы:

Плотность отмеривания - это отношение массы порошка к объему отмеривания. Отмеренный объем - это объем, занимаемый той же массой порошка после стандартного отмеривания. Определенное количество порошка (около 5 г) было пропущено через сито № 22 и перенесено в градуированный цилиндр, закрепленный на приборе для определения насыпной плотности. Ручка таймера была установлена на 50 постукиваний, и объем был отмечен после указанных постукиваний. Процесс отстукивания продолжался до достижения одинакового объема. Этот конечный объем является объемом отстукивания, а плотность отстукивания рассчитывалась по следующему уравнению и выражалась в гм/мл.

$$P_{b, max} = W/V_{50}$$

Где Pb, max = плотность при нарезании резьбы.
W = масса порошковой смеси.
V50 = объем порошковой смеси при 50 нажатиях.

4.8.5.4 Индекс консолидации Карра:
Это свойство также известно как сжимаемость. Оно косвенно связано с относительной скоростью потока, связностью и размером частиц. Это простой, быстрый и популярный метод прогнозирования характеристик текучести порошка.It был рассчитан по следующей формуле

$$\text{Consolidation Index} = \frac{\text{Tapped density} - \text{Bulk density}}{\text{Tapped density}} \times 100$$

Консолидация Плотность в таре - Насыпная плотность т , г = -- - X 100
ИндексТабличная плотность

Таблица: Индекс Карра как показатель текучести гранул

% CI	Свойства
5-12	Свободное течение
12-16	Хорошо
18-21	Ярмарка
23-35	Бедный

| 33-38 | Очень плохо |
| >40 | Крайне бедный |

4.8.5.5 Коэффициент Хаузнера: аналогичный показатель был определен Хаузнером для определения текучести. Коэффициент Хаузнера, превышающий 1,25, считается признаком плохой текучести.It был рассчитан по следующей формуле

Хаузнера=
Отношение плотности к
насыпной плотности

Таблица: Коэффициент Хаузнера как показатель текучести гранул

Коэффициент Хаузнера	Свойства
1.00-1.11	Превосходно
1.12-1.18	Хорошо
1.19-1.25	Ярмарка
1.26-1.34	Проходная
1.35-1.45	Бедный
1.46-1.59	Очень плохо
> 1.60	Крайне бедный

4.4 Формирование суперпористых гидрогелей эзомепразола:
Приготовление SPH с лекарственной нагрузкой:

Раствор гидроколлоидного полимера (2% w/v) был приготовлен путем перемешивания в 0,1 М растворе ледяной уксусной кислоты с помощью гомогенизатора до полного растворения хитозана в кислоте. Приготовили 10%-ный водный раствор ПВА и смешали его с раствором полимера. К этому раствору тщательно перемешивали 0,2 мл раствора формальдегида (10% масс. от сухого веса хитозана) и 50 мг бикарбоната натрия. Приготовленную смесь хорошо перемешивали и оставляли на ночь. Взяли 10 мл 0,1 N HCL. К нему добавили 20 мг препарата и 100 мг суперпористого гидрогеля и перемешивали в течение 1 ч при температуре 50^0 С. Затем добавили 2 мл ацетона и многократно промыли гидрогель дистиллированной водой для удаления непрореагировавшего материала. Далее его сушили при 40^0 С в течение 24 ч, окончательно измельчали в порошок и хранили в хорошо закрытом контейнере 15 - 18.Та же процедура была проведена для ксантановой камеди, а также камеди Gu^, используя дистиллированную воду вместо 0,1М ледяной уксусной кислоты. Различные составы представлены в таблице:

Таблица 1: Формулы таблеток эзомепразола из суперпористого гидрогеля, приготовленных методом прямого прессования.

Ингредиенты (в мг)	F1	F2	F3	F4	F5	F6	F7	F8	F9
Эзомепразол	20	20	20	20	20	20	20	20	20
Формальдегид	0,2 мл	0,2 мл	0,2 мл	0,2 мл	0,2 мл	0,2 мл	0,2 мл	0,2 мл	0,2 мл
ПВА	10%	10%	10%	10%	10%	10%	10%	10%	10%
Хитозан	2%	3%						1%	1%
Ксантановая камедь			2%	3%			1%		1%
Гуаровая камедь					2%	3%	1%	1%	
NAHCO3	50	50	50	50	50	50	50	50	50
МСС	q.s.	q.s.	q.s.	q.s.	q.s.	q.s.	q.s.	q.s.	q.s.
Mg.стеарат	7.5	7.5	7.5	7.5	7.5	7.5	7.5	7.5	7.5

Вес таблетки	250 мг	250 мг	250 мг	250 мг	250 мг	250 мг	250 мг	250 мг

*A11 количество в мг на таблетку, F=коды составов

После оценки индивидуального влияния всех полимеров на характер набухания и высвобождение лекарственного вещества был выбран оптимальный диапазон для обоих полимеров.

4.10 Оценка таблетки (параметры после сжатия)

Таблетки оцениваются по таким параметрам, как различные тесты контроля качества, такие как толщина и диаметр таблетки, H^dness, рыхлость, однородность веса и однородность содержания препарата, а также другие специальные тесты для GRDDS, такие как исследование набухания и скорости высвобождения препарата.

4.10.1. Толщина и диаметр планшета:

Толщина и диаметр таблеток были важны для обеспечения однородности размера таблеток. Толщина и диаметр измерялись с помощью штангенциркуля Верньера. Толщина таблеток должна контролироваться в пределах ± 5% от стандартного значения. Толщина таблетки в основном связана с твердостью таблетки и может быть использована в качестве начального параметра контроля. Она выражается в миллиметрах (мм).

4.10.2. Твердость:

Твердость таблеток определяется как сила, необходимая для разрушения таблетки при испытании на адиаметрическое сжатие. Твердость таблеток определяли с помощью твердомера pfizer (cisco). Для измерения случайным образом отбирали по шесть таблеток из каждой рецептуры. Она выражается в кг/см2. Сила, необходимая для разрушения таблетки, измеряется в килограммах/см2, и прочность на раздавливание 4 кг/см2 обычно считается минимальной для удовлетворительных таблеток. Твердость таблеток для перорального приема обычно составляет от 4 до 10 кг/см2; однако таблетки для подкожного введения и жевательные таблетки обычно гораздо мягче (3 кг/см2), а некоторые таблетки с замедленным высвобождением гораздо тверже (10-20 кг/см2).

4.10.3. Сыпучесть:

Тест на сыпучесть проводился для оценки поверхности таблеток и/или наличия признаков расслоения или укупорки при механическом ударе или истирании. Рассыпчатость таблеток определяли с помощью фриабилизатора Roche (Lab India, FT 1020) и выражали в %. Десять обеспыленных таблеток первоначально взвешивали [W(mitiai)], переносили в фриабилятор и подвергали падению с высоты 6 дюймов. После завершения 100 вращений, т.е. 25 об/мин в течение 4 минут, таблетки снова взвешивали [Wffinanl. Рассыпчатость (f) рассчитывали по формуле

$$f = \left[\frac{W_{(initial)} - W_{(final)}}{W_{(initial)}} \right] \times 100$$

Значения 0,8-1,0% считаются верхним пределом приемлемости.

4.10.4. Изменение веса:

Десять таблеток, отобранных случайным образом из каждой партии, взвешивались по отдельности и вместе в одних чашечных весах. Был отмечен средний вес и рассчитано стандартное отклонение. Таблетки проходят испытание, если не более двух таблеток выходят за пределы процентного ограничения и ни одна из таблеток не отличается более чем в два раза от процентного ограничения.

$$\% \text{ Отклонение} = \frac{\text{индивидуальный - средний вес}}{\text{Средний вес}} \times 100$$

Таблица: IP Стандартные значения % отклонения

Средний вес	% отклонение
80 мг или меньше	10
Более 80 мг, но менее 250 мг	7.5
250 мг или более	5

4.10.5. Однородность содержания препарата:

Тест используется для того, чтобы убедиться, что каждая таблетка содержит то количество препарата, на которое она рассчитана, с небольшим отклонением между таблетками в партии. Из каждой партии препарата случайным образом было отобрано 10 таблеток и растолчено с помощью ступки и пестика. Количество порошка, эквивалентное весу одной таблетки (lOOmg препарата), было перенесено в 100 мл объемную колбу. Порошок, эквивалентный lOOmg препарата, растворили в 1,2 ph буфере и довели объем до 100 мл, чтобы получить концентрацию lOOOpg/мл. Взяли 1 мл этого раствора и

разбавляли до 10 мл, чтобы получить концентрацию lOOpg/мл. Абсорбцию приготовленного раствора измеряли при 278 нм с помощью УФ-спектрофотометра (Lab India, UV-3200) и концентрацию препарата определяли по стандартной калибровочной кривой с помощью уравнения регрессии.

$$\text{Concentration (µg/ml)} = \frac{\text{absorbance - intercept}}{\text{slope}}$$

$$\text{Drug content (mg)} = \text{concentration} \times \text{dilution factor}$$

$$\% \text{ Drug content} = \frac{\text{Drug content}}{\text{Labeled claim}} \times 100$$

$$\text{Концентрация bg/mi)} = \frac{\text{абсорбция - перехват}}{\text{наклон}}$$

Содержание лекарства (мг) = концентрация X коэффициент разбавления

$$\% \text{ Содержание наркотиков} = \frac{\text{Содержание препарата}}{\text{Маркированное требование}} \times 100$$

Препарат проходит тест, если содержание отдельных препаратов составляет 85-115% от среднего содержания.

4.10.6. Исследование отеков:

Исследование отеков:

Высушенный суперпористый гидрогель (100 мг) погружали в избыток набухающей среды (20 мл) при температуре 37 оС. Поведение лекарственной формы при набухании измерялось путем изучения увеличения ее веса или поглощения воды, при этом размерные изменения измерялись по увеличению диаметра и/или толщины таблетки с течением времени. Водопоглощение измерялось в процентах прироста массы, как показано в уравнении.

$$WU = \frac{(W1 - W0) \times 100}{W0}$$

Wt = масса лекарственной формы в момент времени t.
WO = начальный вес лекарственной формы

Измерение плотности суперпористого гидрогеля:
Плотность (d) высушенных гидрогелей рассчитывалась по уравнению 2.

$$d = Wd/Vd$$

где Wd - масса высушенного гидрогеля, aVd - его объем. Объем гидрогеля определялся методом вытеснения растворителя с использованием гексана в качестве вытесняющей жидкости. Гексан использовали потому, что он очень гидрофобен и суперпористые гидрогели не поглощают его.

Измерение пористости:
Для измерения пористости использовали метод замещения растворителя. Высушенные гидрогели погружали на ночь в абсолютный этанол и взвешивали после того, как избыток этанола на поверхности был промокнут. Пористость рассчитывали по следующему уравнению:

Пористость = (M2 - M1) / pV

Где M1 и M2 - масса гидрогеля до и после погружения в абсолютный этанол, соответственно; p - плотность абсолютного этанола, V - объем гидрогеля.

Определение фракции пустот:
Фракция пустоты рассчитывалась по следующему уравнению:
Доля пустот = размерный объем гидрогеля / общий объем пор
Доля пустот внутри суперпористых гидрогелей определялась путем погружения гидрогелей в раствор HCl (pH 1,2) до равновесного набухания. Измеряли размеры набухших гидрогелей и, используя эти данные, определяли объем образца как размерный объем.
При этом количество поглощенного буфера в гидрогелях определяли путем вычитания веса высушенного гидрогеля из веса набухшего гидрогеля и полученные значения относили к общему объему пор в гидрогелях.

Задержка воды:
Для определения водоудерживающей способности (WRt) в зависимости от времени использовалось следующее уравнение:

$$WRt = (Wp - Wd) / (Ws - Wd)$$

Где Wd - вес высушенного гидрогеля, Ws - вес полностью набухшего гидрогеля, а Wp - вес гидрогеля при различных временах экспозиции. Для определения водоудерживающей способности гидрогелей в зависимости от времени экспозиции при 37 оС, потерю воды полностью набухшим полимером через определенные промежутки времени определяли методом гравиметрии.

4.10.7. Исследования высвобождения лекарственных средств in-vitro:
Высвобождение Zn-витрепарата из образцов проводили с помощью аппарата для растворения USP-типа II (лопастного типа). Среда растворения, 900 мл 0,1N раствора Hcl, помещалась в колбу для растворения при температуре 37 + 0,5°C при 50 об/мин. В

каждую лопатку аппарата для растворения помещали по одной таблетке эзомепразола. Аппарат оставляли работать в течение 8 часов. Образцы объемом 5 мл отбирались через регулярные промежутки времени до 8 часов с помощью 5 мл шприца. Свежая среда для растворения (37°C) каждый раз заменялась таким же количеством (5 мл) среды для растворения. Собранные образцы разбавляли 0,1N Hcl и анализировали при 278 нм, используя 0,1N Hcl в качестве холостого образца, с помощью двухлучевого УФ-спектрофотометра (T60 UV-VISIBLE spectrophotometer).

. Рассчитывался кумулятивный процент высвобождения препарата. Строились графики зависимости времени от % высвобождения.

Подробная информация о заданных параметрах:

Скорость вращения лопасти: 50 об/мин

Глубина мешалки: 25 мм

Среда для растворения: 1,2 p^H буфер

Объем носителя: 900 мл

Температура среды: 37±0.5°C

Интервалы отбора проб: 1, 2, 3, 4, 5, 6, 7, 8, 9, 10, 11, 12.

Для определения порядка и механизма высвобождения препарата данные о высвобождении in vitro были подвергнуты различным кинетическим уравнениям.

4.11. КИНЕТИЧЕСКИЕ МОДЕЛИ:
ОБРАБОТКА ДАННЫХ О РАСТВОРЕНИИ С РАЗЛИЧНЫМИ КИНЕТИЧЕСКИМИ ЭКВАЦИИ:

Для анализа механизма высвобождения и кинетики скорости высвобождения лекарственной формы полученные данные были подогнаны под нулевой порядок, первый порядок, матрицу Хигучи^инда Пеппаса. На основании r-значения была выбрана модель с наилучшим подходом.

> **Кинетика нулевого порядка:**

Высвобождение нулевого порядка будет предсказано следующим уравнением. $dQ/dt = K_0$

Где, Q = высвобождение препарата в момент времени "t"

K_Q = константа скорости нулевого порядка (ч-1).

При построении графика зависимости кумулятивного процента высвобождения препарата от времени, если график линейный, то данные подчиняются кинетике высвобождения нулевого порядка, с наклоном, равным K_0.

> **Кинетика первого порядка:**

Для изучения кинетики скорости высвобождения первого порядка данные о скорости высвобождения были подогнаны под следующее уравнение: $dQ/dt = K_iQ$

Где Q = количество препарата, оставшееся в момент времени "t" K_i = константа скорости первого порядка (ч-1).

При построении графика зависимости кумулятивного процента оставшегося препарата от времени получается прямая линия, указывающая на то, что высвобождение происходит по кинетике первого порядка. Константа 'КГ может быть получена путем умножения 2,303 на значения наклона.

> **Модель Хигучи:**

Хигучи разработал несколько теоретических моделей для изучения высвобождения водорастворимых и малорастворимых лекарств, включенных в полужидкие и/или твердые матрицы. Математические выражения были получены для частиц лекарства, диспергированных в однородной матрице, ведущей себя как диффузионная среда. Уравнение имеет вид,

$$Qt = KH \cdot t^{1/2}$$

Где, Qt - количество препарата, высвобожденного за время t,
KH = константа растворения Хигучи

> **Модель Корсмайера и Пеппаса:**

Скорость высвобождения из полимерных матриц с длительным высвобождением может быть описана уравнением, предложенным Корсмайером и др.

$$Q = K_{KP} t_n$$

Где, Q = количество высвобожденного препарата в момент времени "t
K_{KP} = кинетическая константа, учитывающая структурные и геометрические характеристики таблеток
'n' = диффузионная экспонента, указывающая на механизм высвобождения.
Экспонента высвобождения, n, представляет собой наклон кривой зависимости доли высвобождения препарата от времени.

Глава 5

РЕЗУЛЬТАТЫ И ОБСУЖДЕНИЯ

5. РЕЗУЛЬТАТЫ

5.1. Определение максимума абсорбции (kmax):

Определение kmax эзомепразола проводилось в среде растворения 1,2 pH для точной количественной оценки скорости растворения препарата. Было обнаружено, что значение kmax составляет 278 нм.

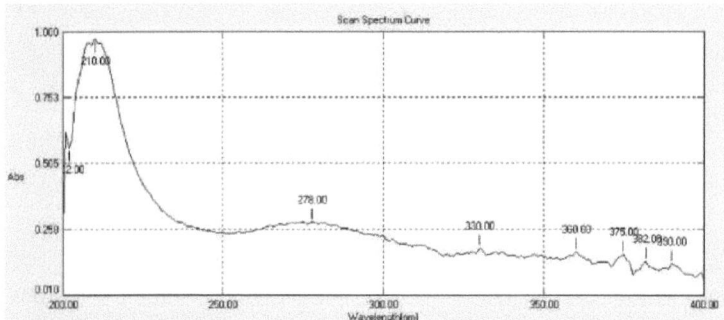

Рис. 5.1. УФ-спектр эзомепразола

5.2. Калибровочная кривая с использованием 0,1 N HCL (pH 1,2):

Эзомепразол имеет XmaxSt 278 нм. Был построен стандартный график эзомепразола в метаноле и буферном растворе, и была получена хорошая корреляция со значением R^2 0,9990.

Таблица №. 5.1 Стандартный график эзомепразола в 1,2 pH

Концентрация (пг/мл)	Абсорбция
0	0
5	0.065
10	0.140
15	0.220
20	0.267
25	0.348
30	0.415

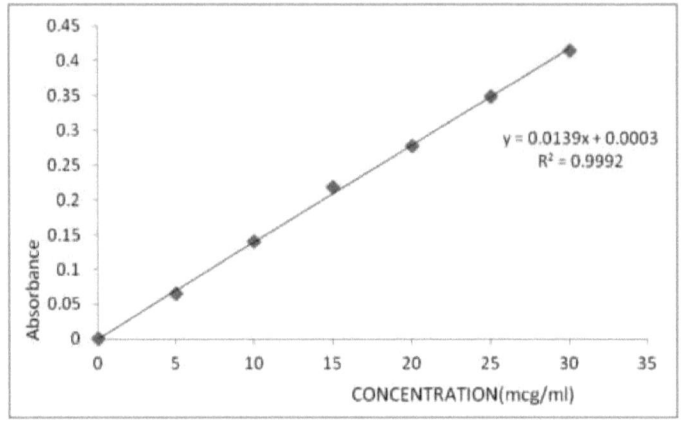

Рис. 5.2 Калибровочная кривая в 0,1N Hcl (pH 1,2)

5.3. Совместимость с лекарственными препаратами:
Совместимость препарата и вспомогательных веществ была подтверждена путем сравнения спектров FTIR-анализа чистого препарата и различных вспомогательных веществ, используемых в рецептуре.

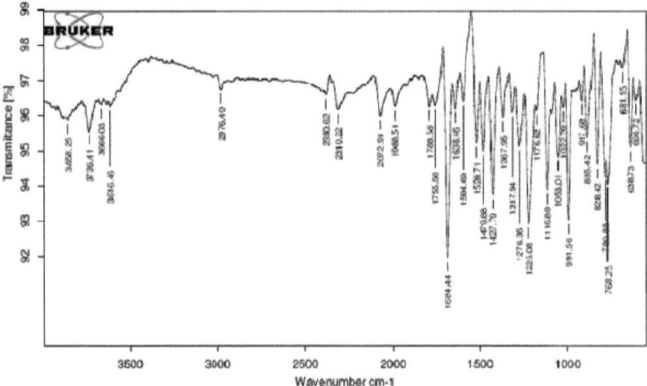

Рис. 5.3 ИК-Фурье спектры чистого препарата

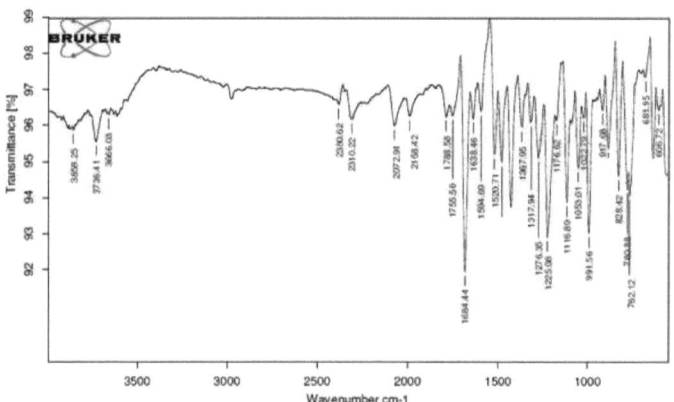

ФИГ:ИК-Фурье спектры оптимизированной рецептуры

5.4. Оценка параметров предварительной компрессии сухой порошковой смеси:

Характеристики грануляции представляют наибольший интерес для исследователей рецептур и поэтому наиболее часто измеряются. Эти основные измерения грануляции были использованы для разработки и контроля производства многих успешных фармацевтических лекарственных форм. В таблице 5.2. представлены свойства порошковой смеси для таблеток эзомепразола.

Насыпная плотность может влиять на сжимаемость, пористость таблеток, растворение и другие свойства и зависит от размера частиц, формы и склонности частиц к сцеплению друг с другом. Насыпная плотность и плотность насыпания порошковой смеси находились в пределах от 0,532 ± 0,03 до 0,559 ± 0,02 г/см3 и от 0,399 ± 0,03 до 0,471 ± 0,03 г/см3. Это указывает на хорошую упаковочную способность порошковой смеси. Индекс Карра оценивал межчастичные когезионные свойства с помощью измерений угла откоса и изучал влияние геометрии упаковки твердых частиц на насыпную и связанную плотность.

Это соотношение, процент сжимаемости, использовалось в качестве показателя текучести. Адгезионные/когезионные силы частиц связаны с поведением потока. Значения индекса Карра ниже 15 % обычно свидетельствуют о хорошей текучести, а значения выше 25 % указывают на плохую текучесть. Индекс Карра находился в диапазоне от 13,05 ± 1,21 до 14,93 ± 0,78. Коэффициент Хаузнера - простой метод оценки стабильности столба порошка и текучести. Коэффициент Хаузнера составил от 1,11 ± 0,11 до 1,18 ± 0,21.

Для оценки способности к течению используется множество различных типов угловых характеристик. Угол упругости подходит для частиц >150 м. Значения угла упругости <30° обычно указывают на свободно текущий материал, а угол >40° - на плохо текущий материал. Угол упругости свидетельствует о текучести материала. Угол откоса всех составов находился в диапазоне от 31,16°±0,622 до 34,38°±0,231, т.е. гранулы обладали хорошей текучестью.

5.4.1. Параметры предварительного сжатия для всех рецептур SPH:

Таблица №. 5.2 Текучесть смеси таблеток.

Формула Код	Угол покоя (θ)	Плотность (гм/мл)	Насыпная плотность	Индекс Карра (%)	Коэффициент Хаузнера

			(гм/мл)		
F1	32.31°±0.512	0.533+0.03	0.407 ±0.013	23.63±0.19	1.03±0.11
F2	33.39 °±0.731	0.537+0.01	0.428 +0.017	20.29+0.41	1.25±0.45
F3	34.36 °±0.629	0.541+0.03	0.454 +0.021	16.08 +0.32	1.19 ±0.19
F4	32.28 °±0.321	0.532±0.03	0.461 ±0.073	13.34±0.84	1.15±0.02
F5	33.07 °±0.631	0.539±0.08	0.457 ±0.066	15.21±0.71	1.17 ±0.07
F6	31.38 °±1.731	0.559±0.02	0.471±0.033	15.74 ±1.21	1.18 ±0.12
F7	31.16 °±0.622	0.554±0.08	0.469 ±0.091	15.34 ±0.78	1.18±0.03
F8	32.35 °±0.55	0.538+0.02	0.462 ±0.038	14.12 ±1.21	1.16±0.12
F9	33.19 °+0.621	0.554+0.08	0.453 ±0.031	18.23 +0.23	1.22+0.02

5.5. Оценка готовых таблеток:

Таблетки, приготовленные из всех составов, оценивались по таким параметрам контроля качества, как изменение массы, твердость, сыпучесть, однородность содержания лекарственного вещества и толщина. Средняя масса таблеток всех составов находилась в диапазоне 494-498 мг, а толщина - в пределах 4,4 мм. Твердость таблеток варьировалась в пределах 4,9-6,5 кп. Рассыпчатость таблеток также зависит от типа наполнителя и содержания в нем влаги. Рассыпчатость находилась в диапазоне от 0,201+0,04 до 0,703+ 0,35 и в итоге составила менее 0,8%. Однородность содержания лекарственного средства во всех таблетках находилась в диапазоне 98,84±0,69-100,1±0,83%, что указывает на хорошую однородность содержания во всех рецептурах. Показания соответствуют I P. Это указывает на то, что лекарство было равномерно распределено по всей таблетке, как показано в таблице 5.3.

5.5.1. Параметры посткомпрессии:

Таблица № 5.3Оценка готовых суперпористых гидрогелевых таблеток эзомепразола.

Формула Код	Твердость (кг/см)²	Толщина (мм)	Сыпучесть %	Вес вариация (%)	Наркотик содержание (%)
F1	5.8 +0.13	4.2 ± 0.02	0.501±0.04	498±2.5	98,95iO,88
F2	5.9±0.19	3.9 ± 0.02	0.502±1.15	496±3.2	96.1±0.83
F3	6.2±0.21	3.8 ± 0.07	0.6024Ю.03	497±2.7	99.73±0.87
F4	5.7 ±0.11	3.9 ± 0.05	0.5714Ю.04	495±2.5	98.8±0.64
F5	5.0 +0.63	4.3 ± 0.03	0.52040.04	488±3.2	99.4±0.58
F6	4.9+0.30	3.9 ± 0.07	0.46040.06	495±3.5	100.24±0.8
F7	5.9 ±0.16	4.2 ± 0.05	0.50140.04	496±3.2	99.8±0.42
F8	6.2±0.26	4.4 ± 0.24	0.60240.03	498±3.5	99.940.5
F9	6.5±0.18	3.9±0.05	0.703± 0.35	496±3.2	98.4640.69

5.6. ИССЛЕДОВАНИЕ ВОДОПОГЛОЩЕНИЯ (ИНДЕКС НАБУХАНИЯ):

Таблетки, состоящие из полимерных матриц, при контакте с водой образуют гелевый слой вокруг ядра таблетки. Этот гелевый слой регулирует высвобождение лекарственного средства.

Кинетика набухания важна, поскольку гелевый барьер формируется при проникновении воды. Набухание также является жизненно важным фактором для обеспечения плавучести. Индекс набухания находился в диапазоне от 40,00 ± 0,12 до 78,42 ± 0,78.

5.7. Пористость, доля пустот, давление проникновения и водоудержание суперпористых гидрогелевых составов (n = 4, среднее ± стандартное отклонение).

Таблица №5.5

Формулы	Пористость (%)	Фракция пустоты (mFg)	Проникновение давление	Удержание воды	Индекс набухания	Плотность высушенного гидрогеля
F1	38.3+2.2	1.42 + 0.03	52 + 3	0.63435	47.35 + 0.23	498+2.5
F2	58.3 + 3.1	1.23 + 0.04	78 + 5	0.77567	58.00 + 0.14	496+3.2
F3	67.4 + 2.5	1.14 + 0.01	101 + 6	0.52869	40.00 + 0.12	497+2.7
F4	73.2 + 4.2	0.93 + 0.03	126 + 8	0.97423	72.60 + 0.80	495+2.5
F5	46.2 + 3.3	1.31 + 0.02	61 + 3	0.70490	52.75 + 0.56	488+3.2
F6	79.2+1.5	0.85 + 0.04	163 + 11	0.70940	74.50 + 0.20	495+3.5
F7	88.2 + 2.1	0.72 + 0.03	202 + 12	0.65387	48.80 + 0.26	496+3.2
F8	67.4 + 2.5	1.14 + 0.01	101 + 6	0.93083	69.40 + 0.32	498+3.5
F9	73.2 + 4.2	0.93 + 0.03	126 + 8	0.91918	68.50 + 0.16	496+3.2

5.8. Исследование растворения таблеток:

Таблица №. 5.6 Кумулятивный профиль высвобождения препарата из гидрогелевых таблеток, приготовленных методом прямого сжатия.

Время	F1	F2	F3	F4	F5	F6	F7	F8	F9
0	0	0	0	0	0	0	0	0	0
1	32.49	14.2	62.31	25.49	44.26	38.58	10.65	18.32	12.86
2	40.57	22.58	71.6	39.24	68.10	52.64	21.51	26.28	20.54
3	59.33	37.56	83.47	48.81	80.12	61.2	33.8	35.63	34.8
4	68.49	43.29	91.87	56.87	91.26	70.53	42.4	46.81	41.86
5	79.36	52.32	99.68	69.7	99.54	86.41	55.8	55.87	50.55
6	87.4	60.41		81.23		94.6	69.41	69.70	59.12
7	98.61	72.82		90.89		99.57	75.61	80.23	67.42
8		87.32		98.62			81.3	90.89	75.84
9		98.56					92.26	99.62	82.54
10							99.89		92.48
12									99.02

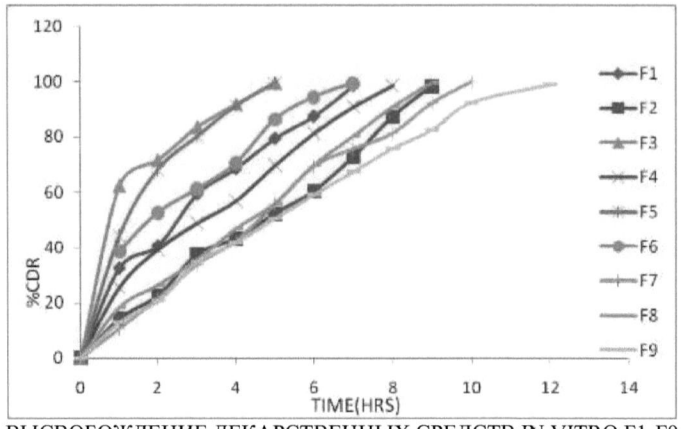
ВЫСВОБОЖДЕНИЕ ЛЕКАРСТВЕННЫХ СРЕДСТВ IN VITRO F1-F9

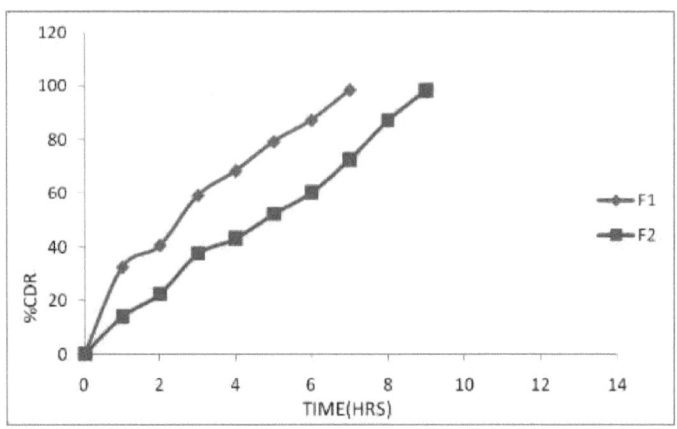
ВЫСВОБОЖДЕНИЕ ЛЕКАРСТВЕННЫХ СРЕДСТВ IN VITRO F1-F2

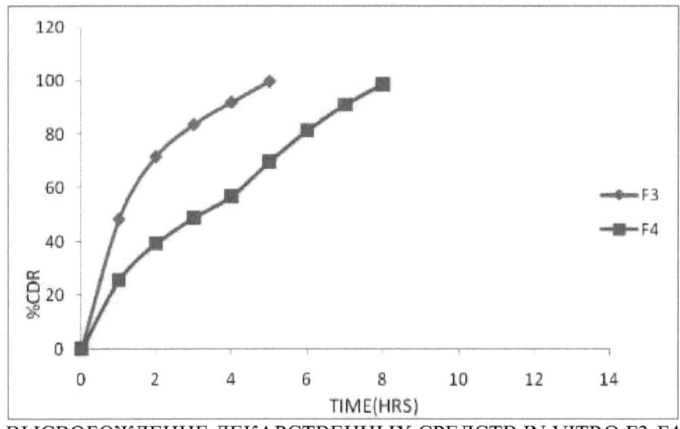

ВЫСВОБОЖДЕНИЕ ЛЕКАРСТВЕННЫХ СРЕДСТВ IN VITRO F3-F4

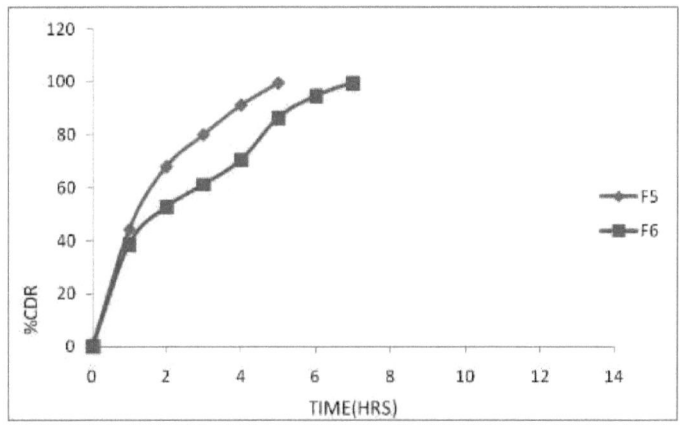

ВЫСВОБОЖДЕНИЕ ЛЕКАРСТВЕННЫХ СРЕДСТВ IN VITRO F5-F6

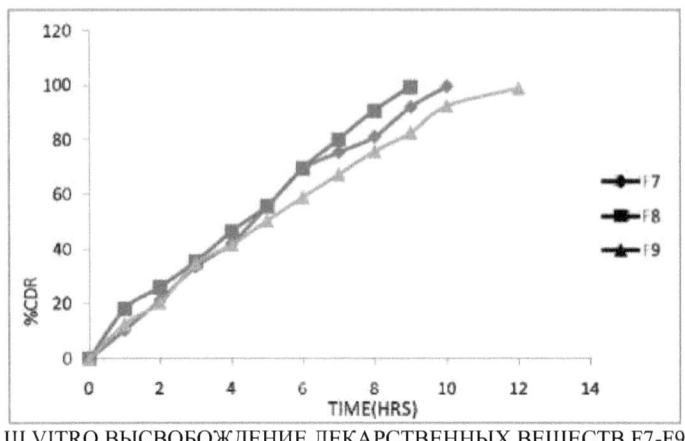

IN VITRO ВЫСВОБОЖДЕНИЕ ЛЕКАРСТВЕННЫХ ВЕЩЕСТВ F7-F9

По результатам исследований высвобождения лекарственных средств in vitro было сделано заключение, что увеличение концентрации полимера приводит к снижению высвобождения лекарственных средств до определенной степени, но не в течение 12 часов, поэтому в дальнейших исследованиях использовались комбинации полимеров.

Среди них состав F9, содержащий хитозан и ксантановую камедь в соотношении 1:1, демонстрирует лучшее высвобождение препарата до 12 часов.

Таким образом, состав F9 был признан оптимизированным, и далее для состава F9 была проведена кинетика высвобождения препарата.

НУЛЕВОЙ ЗАКАЗ:

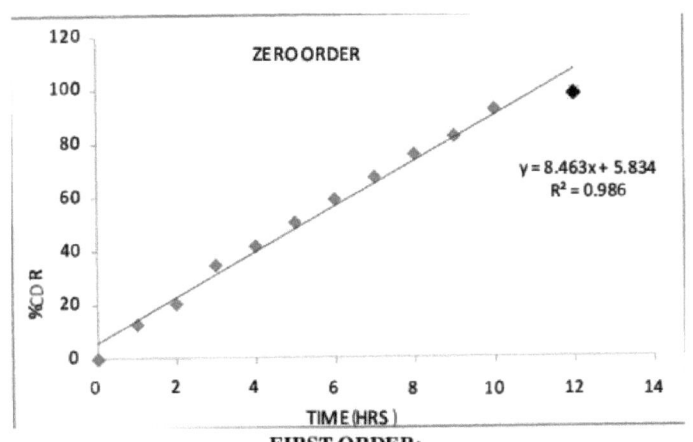

FIRST ORDER:

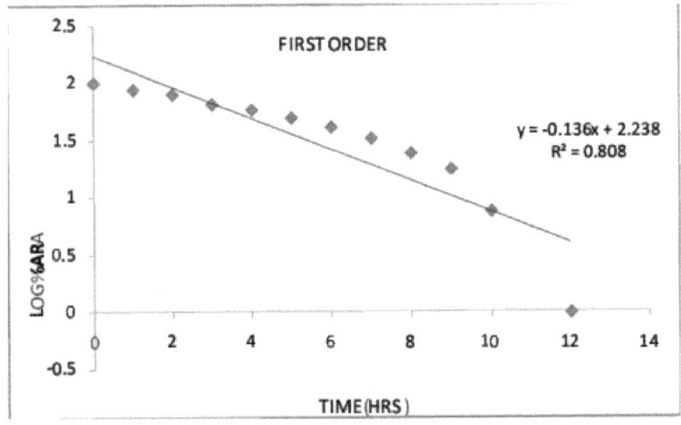

HIGUCHI:

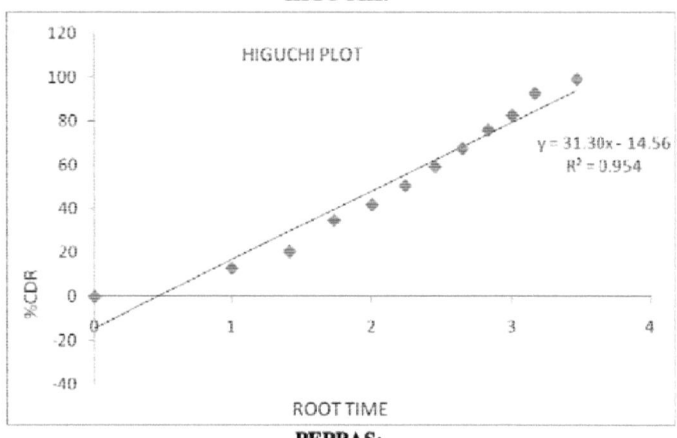

PEPPAS:

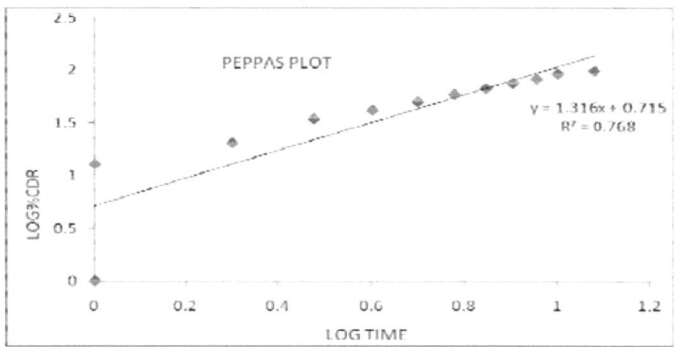

R^2 значения					значения n
Формула	Нулевой заказ	Первый заказ	Хигучи	Корсмайер - Пеппас	Корсмайер - Пеппа (n)
F9	0.986	0.808	0.954	0.768	1.316

Данные растворения invitro для лучшей формулы F9 были подогнаны под различные кинетические модели, т.е. нулевой порядок, первый порядок, уравнение Хигучи и Корсемейера-Пеппаса. Оптимизированная формула F9 показала значение R^2 0,986, так как ее значение ближе к ' Г, что соответствует нулевому порядку высвобождения. Механизм высвобождения препарата подтверждается графиком Хигучи и Пеппаса, если n = 0,45, то это называется случай I или фикианская диффузия, 0,45 < n < 0,89 - аномальное поведение или нефикианский транспорт, n = 0,89 - случай II и n > 0,89 - суперслучай II.

Значение "n" для оптимизированной формулы (F9) составляет 1,316, т.е. значение n было >0,89, что указывает на суперслучай II-транспорта. Кинетика высвобождения для оптимизированной формулы представлена в таблице.

ЗАКЛЮЧЕНИЕ

Результаты убедительно показали, что таблетки эзомепразола из суперпористого гидрогеля были эффективно приготовлены с желаемыми свойствами. Суперпористые гидрогелевые таблетки эзомепразола были приготовлены методом прямого прессования. Препараты прямого прессования продемонстрировали лучшие профили высвобождения лекарственных веществ in-vitro. Препарат F9, приготовленный методом прямого сжатия, содержащий хитозан и ксантановую камедь в соотношении 1:1, показал лучшее высвобождение препарата до 12 часов. Препарат, приготовленный методом сшивания, продемонстрировал хороший индекс набухания и максимальную скорость высвобождения препарата. Таким образом, эта формула была признана оптимизированной. Приготовленные рецептуры таблеток оценивались по различным параметрам до и после сжатия. Результаты показали, что все рецептуры демонстрируют хорошие свойства до сжатия, что свидетельствует о лучшей текучести, твердость поддерживается в диапазоне от 4,9 до 6,9 кг/см2, что обеспечивает хорошую механическую прочность таблетки. Другие параметры, такие как изменение веса, рыхлость, толщина, содержание лекарственного средства находятся в пределах предписанных пределов IP.Таким образом, разработанные суперпористые гидрогелевые таблетки эзомепразола предлагают превосходную альтернативу по сравнению с обычными лекарственными формами в отношении локализованного действия и устойчивого высвобождения препарата.FTIR исследования в сочетании с исследованиями стабильности доказали целостность разработанных таблеток наряду с анализом сем дает улучшенную информацию о рецептуре, показывая пористое образование.Поэтому подготовленные таблетки показывают улучшенную биодоступность с повышенным высвобождением препарата.

РЕЗЮМЕ

Эзомепразол - энантиомер омепразола, действующий как ингибитор протонной помпы желудка, применяемый в терапии язвенной болезни желудка и синдрома Золлингера-Эллисона. Препарат ингибирует H(+)-K(+)-АТФазу (H(+)-K(+)-обменную АТФазу) в протонном насосе париетальных клеток желудка.

Эзомепразол - ингибитор протонной помпы с биодоступностью 50-90%. Его метаболизм происходит в основном в печени, а выведение - через почки и фекалии. Он действует путем необратимого блокирования ферментной системы (H+K+) АТФазы париетальной клетки желудка. Период полувыведения составляет 1-1,5 часа, абсорбция плохая, возможно, из-за деградации и плохой растворимости. Растворимость и абсорбция могут быть улучшены при увеличении времени пребывания в желудке, а также путем создания основного pH с включением диоксида углерода. Целью данной работы было создание суперпористых гидрогелевых таблеток эзомепразола с использованием шипучего подхода для гастроинтенсивной системы доставки лекарств для улучшения их биодоступности путем использования различных полимеров, замедляющих всасывание, таких как хитозан, ксантановая камедь и гуаровая камедь по отдельности и в различных комбинациях для улучшения локализации действия и устойчивого высвобождения лекарств.

Все составы были приготовлены методом прямого прессования. Приготовленные таблетки всех составов оценивали по физическим характеристикам, анализу, высвобождению препарата in-vitro, индексу набухания, твердости и сыпучести. Основной целью было оптимизировать рецептуру для высвобождения препарата in-vitro в течение 1-12 часов. Оптимизированная формула F9, содержащая хитозан и ксантановую камедь в соотношении 1:1, показала лучшее высвобождение препарата до 12 часов и была признана лучшим продуктом в отношении высвобождения препарата in vitro в течение 12 часов и улучшенного специфического действия. Результаты показали, что скорость высвобождения препарата снижалась по мере увеличения вязкости полимера. Кинетика высвобождения лекарственного средства была проведена для оптимизированной рецептуры и показала нулевой порядок с высвобождением лекарственного средства в суперслучае П-транспорта.

Ссылки

1. Rouge N, Buri P, Doelker E.; Места абсорбции лекарств в желудочно-кишечном тракте и лекарственные формы для доставки в конкретные места; Int JPharma. 1996; 136:117-139.
2. Streubel A, Siepmann J, Bodmeier R; Gastroretentive Drug Delivery System; Expert Opin Drug Delivery; 2006; 3 (2): 217-233.
3. Singh BN and Kim; Floating Drug Delivery Systems; An Approach to Controlled Drug Delivery through Gastric Retention; J. Control. Release. 2000; 63: 235-239.
4. Ali J, Arora S, Khar RK.; Floating Drug Delivery System: A Review; AAPS Pharm Sci Tech. 2005;06(03): E372-E390.
5. Yie W, Chein; Novel Drug Delivery System 2nd ed. Marcel dekker ;Inc. New York. 1992; 1 3.
6. Sanjay Garg, Shringi Sharma; Gastroretentive Drug Delivery Systems; Pharmatech.2003; 160166.
7. Ведха Хари; Последние достижения в области плавающих систем доставки лекарств в желудок: An Overview; Int Journal pharmtech Res.2010; 2(1): 524-534.
8. Baek, N., Park, K., Park, J. H., Bae, Y. H. (2001) Контроль скорости набухания суперпористых гидрогелей. J. Bioactive Compatible Polymers 16: 47-57
9. Чен, Дж., Парк, К. (2000a) Синтез быстро набухающих, суперпористых сахарозных гидрогелей. Carbohydr. Полимеры 41: 259-268
10. Чен, Дж., Парк, К. (2000b) Синтез и характеристика суперпористых гидрогелевых композитов. J. Control. Release 65: 73-82
11. Chen, J., Park, H., Park, K. (1999) Синтез суперпористых гидрогелей: гидрогели с быстрым набуханием и суперабсорбирующими свойствами.! Biomed. Materials Res. 44: 53-62
12. Чен, Дж., Блевинс, В. Е., Парк, Х., Парк К. (2000) Желудочные свойства суперпористых гидрогелевых композитов. J. Control. Release 64: 39-51(13)
13. Доркуш, Ф. А., Брусси, Ж., Верхоф, Ж. К., Борчард, Г., Рафие-Техрани, М., Юнгингер, Х. Э. (2000) Получение и ЯМР-характеристика суперпористых гидрогелей (СПГ) и СПГ-композитов. Полимер 41: 8213-8220
14. Dorkoosh, F. A., Verhoef, J. C., Borchard, G., Rafiee-Tehrani, M.,Junginger, H. E. (2001) Разработка и характеристика новой пероральной системы доставки пептидных лекарств. J. Controll. Release 71: 307-318
15. Dorkoosh, F. A., Verhoef, J. C., Borchard, G., Rafiee-Tehrani, M., Verheijden, J. H. M., Junginger, H. E. (2002a) Кишечное всасывание человеческого инсулина у свиней с использованием систем доставки на основе суперпористых гидрогелевых полимеров. Int. J. Pharm. 247: 47-55
16. Dorkoosh, F. A., Verhoef, J. C., Verheijden, J. H. M., RafieeTehrani, M., Borchard, G., Junginger, H. E. (2002b) Пероральное всасывание октреотида у свиней в системах доставки на основе суперпористых гидрогелевых полимеров. Pharm. Res. 19: 1532-1536
17. Dorkoosh, F. A., Setyaningsih, D., Borchard, G., Rafiee-Tehrani, M., Verhoef, J. C., Junginger, H. E. (2002c) Влияние суперпористых гидрогелей на парацеллюлярную проницаемость лекарств и исследование цитотоксичности в монослоях клеток Caco-2. Int. J. Pharm. 241: 35-45

18. Доркуш, Ф.А., Борчард, Г., Рафие-Техрани, М., Верхоеф, Дж. К., Юнгингер, Х. Э. (2002d) Оценка суперпористого гидрогеля (СПГ) и композита СПГ в кишечнике свиньи ex-vivo: оценка транспорта лекарств, морфологического эффекта и механической фиксации к стенке кишечника. Eur. J. Pharm. Biopharm. 53: 161-166

19. Dorkoosh, F. A., Verhoef, J. C., Ambagts, M. H., Rafiee-Tehrani, M., Borchard, G., Junginger, H. E. (2002e) Пероральные системы доставки на основе суперпористых гидрогелевых полимеров: характеристики высвобождения для пептидных препаратов бусерелина, октреотида и инсулина. Eur.J. Pharm. Sei. 15: 433-439

20. Dorkoosh, F. A., Verhoef, J. C., Borchard, G., Rafiee-Tehrani, M.,Verheijden, J. H., Junginger, H. E. (2002f) Кишечное всасывание человеческого инсулина у свиней с использованием систем доставки на основе суперпористых гидрогелевых полимеров. Int. J. Pharm. 247: 47-55

21. Dorkoosh, F. A., Verhoef, J. C., Verheijden, J. H., Rafiee-Tehrani, M., Borchard, G., Junginger, H. E. (2002g) Peroral absorption of octreotide in pigs formulated in delivery systems on the basis of superporous hydrogel polymers. Pharm. Res. 19: 1532-1536

22. Доркуш, Ф. А., Стоккель, М. П., Блок, Д., Борчард, Г., Рафие-Техрани, М., Верхоеф, Дж. К., Юнгингер, Х. Э. (2004a) Технико-экономическое обоснование удержания о ф суперпористого гидрогелевого композитного полимера в кишечном тракте человека с помощью сцинтиграфии. J. Control. Release 99: 199-206

23. Омидиан Х, Парк К, Экспериментальный дизайн для синтеза полиакриламидных суперпористых гидрогелей, Журнал биологически активных и совместимых полимеров, 17, 2002,433-450.

24. Omidian H, Park K, Rocca JG, Последние достижения в области суперпористых гидрогелей, Journal of Pharmacy and Pharmacology, 59, 2007, 317-327.

25. Omidian H, Rocca JG, Park K, Достижения в области суперпористых гидрогелей, Journal of Controlled Release, 102, 2005, 3-12.

26. Патель НП, Пандья ВМ, Бхарадия ПД, Последние разработки в области суперпористых гидрогелей, Международный журнал универсальной фармации и наук о жизни, 2(3), 2012,147- 159.

27. Чавда HV, Патель CN, Карен HD, Приготовление и характеристика суперпористого гидрогелевого композита на основе хитозана, Журнал молодых фармацевтов, 1(3), 200, 199-204.

28. Нагпал М, Сингх СК, Мишра Д, Суперпористые гидрогели как гастроретенционные устройства, Acta Pharmaceutica Sciencia, 53, 2011, 7-24.

29. Bagadiya A, Kapadiya M, Mehta K, Superporous hydrogel: a promising tool for gastro retentive drug delivery system, International Journal of Pharmacy &Technology, 3(4), 2011, 1556-1571.

30. Гупта В. Н., Шивакумар Г. Х., Исследование поведения при набухании и механических свойств чувствительного к ph суперпористого гидрогелевого композита Corresponding author: Email: kguptaj ss @ gmail.com.

31. Ray D, Sahoo PK, Mohanta GP, Создание суперпористых сшитых гидрогелей, содержащих полимерную сеть на основе акрила, Asian journal of pharmaceutics, 2(2), 2008, 123- 27.

32. Кумар А, Пандей М, Коши М К, Сараф СА, Синтез быстро набухающего суперпористого гидрогеля: влияние концентрации сшивателя и акдизола на коэффициент набухания и механическую прочность, Международный журнал доставки

лекарств, 2, 2010,135-140.

33. Чавда Х.В., Патель К.Н., Новый подход к разработке рецептур: суперпористая гидрогелевая композиция на основе биоадгезивной системы доставки лекарств, Asian Journal of Pharmaceutical Sciences, 5 (6), 2010, 239-250.

34. Hoare TR, Kohane DS, Гидрогели в доставке лекарств: Прогресс и проблемы, Полимер (Эльзевир), 49, 2008, 1993-2007.

35. Nayak KP, Upadhyay P, R Valera JDA, Chauhan NP, Гастроретенционные системы доставки лекарств и современные подходы: Обзор, Journal of Pharmaceutical Research and Opinion, 2(1), 2012, 18.

36. Mastropietro DJ, Omidian H, Park K, Drug delivery applications for superporous hydrogels, Expert Opinion on Drug Delivery, 9(1), 2012, 71-89.

37. Swamali, Пероральная доставка пептида через суперпористый гидрогель: обзор, harmainfo.net, Подано в Fri, 06/27/2008 -15:45.

38. Доктор Парк К., Сверхпористые гидрогели для фармацевтических и других применений, Технология доставки лекарств, Опубликовано 3/28/2008, 2(5), 2002.

39. Tanga C, Yina C, Peib Y, Zhanga M, Wua L, Новые суперпористые гидрогелевые композиты на основе водного раствора Carbopol (SPHCcs): синтез, характеристика и исследования биоадгезионной силы in vitro, European Polymer Journal, 41 (3), 2005, 557-562.

40. Keskar V, Gandhi M, Gemeinhart EJ, Gemeinhart RA, Initial evaluation of vascular in growth in to superporous hydrogels, Journal of tissue engineering and regenerative medicine, 3, 2009, 486- 490.

41. Махмуд ЕА, Бендас ER, Мохамед MI, Влияние параметров рецептуры на приготовление суперпористой гидрогелевой самонаноэмульгирующейся системы доставки лекарств (SNEDDS) карведилола, AAPS PharmSciTech, 11(1), 2010, 221-225.

42. Desai ES, Tang MY, Ross EA, Gemeinhart RA, Критические факторы, влияющие на инкапсуляцию клеток в суперпористых гидрогелях, Биомедицинские материалы, 7, 2012, 1-9.

43. Nikunja B Pati et.al., Гастроретентивные суперпористые гидрогелевые таблетки декслансопразола, Int J Pharm Sci Res 2016; 7(11): 4677-84.doi: 10.13040/UPSR.0975-8232.7(ll).4678-85.

44. Itika Arora Dhingra et.al., синтез и характеристика сайт-специфических суперпористых гидрогелевых гибридов лоратадина, UPSR, 2017; Vol. 8(1): 151-164.

45. Chen J, Park H, Park K. Синтез суперпористых гидрогелей: гидрогели с быстрым набуханием и суперабсорбирующими свойствами. J.Biomed.Mater.Res.1999; 44(l):53-62.

46. Jun Chen, William E. Blevins, Haesun Park, Kinam Park , Желудочно-кишечные свойства суперпористых гидрогелевых композитов. J.Cont.release.2000; 64:39-51.

47. Гемейнхарт, Ричард А.; Чен, Чжун; Парк, Хэсун; Парк, Кинам, pH-чувствительность быстро реагирующих суперпористых гидрогелей. J.Biomater.sci.polymer.2000; 11:1371-1380.

48. Farid A. Dorkoosh, J. C. Verhoef, G. Borchard, M. Rafiee-Tehrani и Hans E. Junginger, J.cont.Release.2001; 71:307-318.

49. Йонг Цю и Кинам Парк, Сверхпористые гидрогели IPN с улучшенными механическими свойствами. AAPS Pharm.Sci.Tech.2003; 4(4): 406-412.

50. Peppas N.A, Simmons R.E.P, Механический анализ доставки белка из пористых систем на основе поли(винилового спирта). J. DRUG DEL. SCI. TECH.2004; 14(4): 285-

289.

51. Хоссейн Омидиан, Хосе Г. Рокка, Кинам Парк. Эластичные, сверхпористые гидрогелевые гибриды полиакриламида и альгината натрия. Macromol.Biosci. 2006; 6: 703-710.

52. Личен Инь , Цзе Инь Динь , Ликун Фэй , Мяо Хэ , Фуин Цуй , Цуй Тань , Чуньхуа Инь. Выгодные свойства для абсорбции инсулина при использовании суперпористого гидрогеля, содержащего взаимопроникающую полимерную сеть, в качестве перорального средства доставки. Int.J.Pharm.2008; 350: 220-229.

53. Хонгян Хэ, Цзинцзяо Гуань, Л. Джеймс Ли и Дерек Хэнсфорд, Устройство для пероральной доставки на основе самоскладывающихся гидрогелей. Центр биомедицинской инженерии, Университет штата Огайо, Колумбус, штат Огайо, 43210.

54. Ашок Кумар, Маниша Пандей, Коши М К, Шубхини А Сараф, Синтез быстро набухающего суперпористого гидрогеля: влияние концентрации сшивателя и акдизола на коэффициент набухания и механическую прочность. Int.J.Drug.Del.2010; 2:135-140.

55. Ahuja A, Dogra M, Agarwal SP. Разработка буккальной таблетки дилтиазема гидрохлорида. Indian JPharm Sci. (1995) 57: 26-30.

56. N. Вишал Гупта и Х.Г. Шивакумар, Разработка гастроретентивной системы доставки лекарств на основе суперпористого гидрогеля. Trop.J.Pharm.Res.2010; 9(3): 257-264.

57. Хитеш В. Чавда, Чхаганбхай Н. Патель, Получение и характеристика набухающего суперпористого гидрогелевого композита на основе полимера поли(акриламид-со-акриловой кислотой). Trends.Biomater.Artif.Organs. 2010; 24(1): 83-89.

58. Gupta N.V., Shivakumar H.G. 2. Приготовление и характеристика суперпористых гидрогелей в качестве рН-чувствительной системы доставки лекарств для пантопразола натрия. Curr. Drug Deliver. 2009; 6: 505510.

59. Чордия Маюр 1*, Сентхилкумаран К.2 , Гангурде Хемант3.Гидрогели Superporus: Последнее достижение в гастроретентивной системе доставки лекарств. Indonesian J. Pharm. Vol. 24 No. 1 : 1 - 13 ISSN-p : 0126-1037.

60. Latif R.*1 Abdel Halim S.A1 Abdel Kader O.Ml. Furosemide loaded supe^orous hydrogel composite as a controlled release device: Different sfrategies for drug loading.Journal of Pharmaceutical Research and Opinion 3: 6 (2013) 28 - 35.

61. Lieberman HA, Lachman L, Schwartz JB. Фармацевтические лекарственные формы: Tablets.Vol. 3. 2nd ed. New York: Marcel Dekker Inc.; 2008. p. 200.

62. Хоффман А. Фармакодинамические аспекты препаратов с длительным высвобождением. Adv Drug Deliv Rev 1998;33:185-99.

63. Хигучи Т. Механизм лекарственных средств длительного действия. Теоретический анализ скорости высвобождения твердых лекарств, диспергированных в твердых матрицах. J Pharm Sci 1963;51:1145-9.

64. Peppas NA. Анализ фикианского и нефикианского высвобождения лекарств из полимеров. Pharm ActaHelv 1985;60:110-1.

65. Олтон М.Е. Фармацевтика, наука о создании лекарственных форм. 2nd ed. New York: Churchil Livingstone; 2002. p. 397-421.

66. Мехта РМ. Фармацевтика. 2nd ed. Delhi: Vallabh Prakashan; 1997. p. 246.

67. Фармакопея Соединенных Штатов Америки. USP28/NF23. Официальный сборник стандартов, азиатское издание. Фармакопейная конвенция Соединенных Штатов; 2005. с.1279.

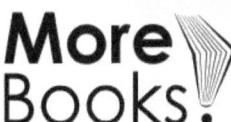

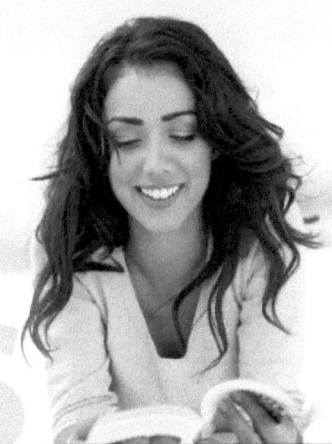

I want morebooks!

Buy your books fast and straightforward online - at one of world's fastest growing online book stores! Environmentally sound due to Print-on-Demand technologies.

Buy your books online at
www.morebooks.shop

Покупайте Ваши книги быстро и без посредников он-лайн – в одном из самых быстрорастущих книжных он-лайн магазинов! окружающей среде благодаря технологии Печати-на-Заказ.

Покупайте Ваши книги на
www.morebooks.shop

info@omniscriptum.com
www.omniscriptum.com

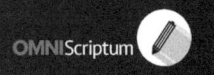

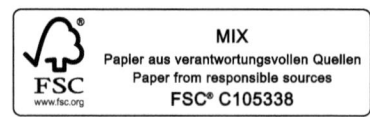

Printed by Books on Demand GmbH, Norderstedt / Germany